手与腕运动损伤

Sports Injuries of the Hand and Wrist

主　编　[英] Mike Hayton　Chye Yew Ng

Lennard Funk　Adam Watts

Mike Walton

译　者　史纪元

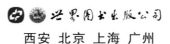世界图书出版公司

西安 北京 上海 广州

图书在版编目（CIP）数据

手与腕运动损伤 /（英）迈克·海顿（Mike Hayton）等主编；史纪元译 . —西安：世界图书出版西安有限公司，2020.12
书名原文：Sports Injuries of the Hand and Wrist
ISBN 978-7-5192-7926-4

Ⅰ . ①手… Ⅱ . ①迈… ②史… Ⅲ . ①手—运动性疾病 ②腕关节—运动性疾病 Ⅳ . ① R873

中国版本图书馆 CIP 数据核字（2020）第 230571 号

First published in English under the title
Sports Injuries of the Hand and Wrist
edited by Mike Hayton, Chye Yew Ng, Lennard Funk, Adam Watts and Mike Walton
Copyright© Springer Nature Switzerland AG, 2019
This edition has been translated and published under licence from Springer Nature Switzerland AG.

书　　名	手与腕运动损伤	
	SHOU YU WAN YUNDONG SUNSHANG	
主　　编	[英] Mike Hayton　Chye Yew Ng　Lennard Funk	
	Adam Watts　Mike Walton	
译　　者	史纪元	
责任编辑	张　丹	
装帧设计	新纪元文化传播	
出版发行	世界图书出版西安有限公司	
地　　址	西安市高新区锦业路 1 号都市之门 C 座	
邮　　编	710065	
电　　话	029-87214941（市场营销部）	
	029-87234767（总编室）	
网　　址	http://www.wpcxa.com	
邮　　箱	xast@wpcxa.com	
经　　销	新华书店	
印　　刷	西安雁展印务有限公司	
开　　本	889mm×1194mm　　1/32	
印　　张	8.75	
字　　数	200 千字	
版次印次	2020 年 12 月第 1 版　2020 年 12 月第 1 次印刷	
版权登记	25-2020-198	
国际书号	ISBN 978-7-5192-7926-4	
定　　价	98.00 元	

医学投稿　xastyx@163.com ‖ 029-87279745　029-87284035
☆如有印装错误，请寄回本公司更换☆
（版权所有　翻印必究）

对于我们的家人（Philippa 和 Shi Zhuan）、朋友和同事在本书出版中所做的不懈努力，致以深深的感谢！

原著作者名单

主　编

Mike Hayton　　Upper Limb Unit, Wrightington Hospital, Wigan, UK

Chye Yew Ng　　Upper Limb Unit, Wrightington Hospital, Wigan, UK

Lennard Funk　　Upper Limb Unit, Wrightington Hospital, Wigan, UK

Adam Watts　　Upper Limb Unit, Wrightington Hospital, Wigan, UK

Mike Walton　　Upper Limb Unit, Wrightington Hospital, Wigan, UK

编　者

Jonathan Adamthwaite　Department of Plastic Surgery, York Teaching Hospital NHS Foundation Trust, York, UK

Sina Babazadeh　Institut Kaplan, Barcelona, Spain

Heather L. Baltzer　Division of Plastic Surgery and Orthopedic Surgery, Toronto Western Hospital, Toronto, ON, Canada

Mark Baratz　Hand and Upper Extremity, Department of Orthopaedic Surgery, University of Pittsburgh Medical Center, Pittsburgh, PA, USA

M. Bouyer　Clinique de Chirurgie Réparatrice de la Main et des Brûlés SOS Main Grenoble, CHU de Grenoble Hôpital A.

Michalon, Grenoble, France

Denis Corcella Clinique de Chirurgie Réparatrice de la Main et des Brûlés SOS Main Grenoble, CHU de Grenoble Hôpital A. Michalon, Grenoble, France

David Dickson Department of Orthopaedics, Bradford Royal Infirmary, Bradford, UK

Joel V. Ferreira Department of Orthopaedic Surgery, UConn Health, Farmington, CT, USA

Alexandra Forli Clinique de Chirurgie Réparatrice de la Main et des Brûlés SOS Main Grenoble, CHU de Grenoble Hôpital A. Michalon, Grenoble, France

Rodney J. French Surgery of the Hand and Wrist, Division of Plastic Surgery, University of British Columbia, Vancouver, BC, Canada

Marc Garcia-Elias Institut Kaplan, Barcelona, Spain Juan Marcelo Giugale Greater Pittsburgh Orthopaedic Associates, Pittsburgh, PA, USA

Thomas J. Graham Department of Orthopedic Surgery, NYU Langone Health, New York, NY, USA

David G. Hargreaves Department of Orthopaedics, University Hospital Southampton NHS Foundation Trust, Southampton, UK

John W. K. Harrison Department of Orthopaedics, Gateshead NHS Foundation Trust, Gateshead, UK

Carlos Heras-Palou Pulvertaft Hand Centre, Royal Derby Hospital, Derby, UK

Sanjeev Kakar Department of Orthopedic Surgery, Mayo Clinic, Rochester, MN, USA

James Logan Department of Orthopaedics, University Hospitals

Southampton NHS Foundation Trust, Southampton, UK

Steven L. Moran Department of Orthopaedic Surgery, Mayo Clinic, Rochester, MN, USA

François Moutet Clinique de Chirurgie Réparatrice de la Main et des Brûlés SOS Main Grenoble, CHU de Grenoble Hôpital A. Michalon, Grenoble, France

Mohamed Noureldin Department of Orthopedic Surgery, Mayo Clinic, Rochester, MN, USA

Loris Pegoli Hand and Reconstructive Microsurgery Department, Humanitas University, Milan, Italy

Alistair R. Phillips Department of Orthopaedics, University Hospital Southampton NHS Foundation Trust, Southampton, UK

Giorgio Pivato San Pio X Clinic, Hand and Reconstructive Microsurgery Unit, Milan, Italy

Mark Rekant Philadelphia Hand to Shoulder Center, Department of Orthopaedic Surgery, Thomas Jefferson University, Philadelphia, PA, USA

Alessandro Semere Clinique de Chirurgie Réparatrice de la Main et des Brûlés SOS Main Grenoble, CHU de Grenoble Hôpital A. Michalon, Grenoble, France

David J. Shewring Department of Trauma and Orthopaedic Surgery, University Hospital of Wales, Cardiff, UK

David Warwick Department of Orthopaedics, University Hospital Southampton NHS Foundation Trust, Southampton, UK

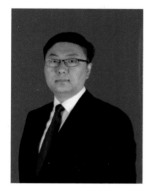

史纪元：硕士、在读博士，陕西省人民医院骨科病院主治医师。

学术团体任职：国家紧急医学救援队队员，陕西省骨与关节学会会员，陕西省保健学会骨科微创专业委员会委员，骨质疏松及骨矿盐疾病专业委员会委员。

专业擅长：关节外科、运动医学、大骨节病的诊治；开展人工全髋关节置换术，人工膝关节置换术，关节镜下肩、膝、踝关节手术。主持省级科研项目1项，发表学术论文5篇。

译者序

　　运动医学是医学与体育运动相结合的一门边缘性科学，主要研究与体育运动有关的医学问题；运用医学的技术和知识，对运动训练进行监督和指导，预防和治疗运动损伤及疾病。

　　本书聚焦于手与腕部，通过翔实的临床照片、影像学资料、示意图、表格等形式，探讨了该部位骨骼、肌腱、腱鞘等结构运动损伤的体征、诊断、治疗。尤其可贵的是，本书还立足于各种不同的体育运动项目，分析致伤机制、归纳治疗决策、分享手术经验、总结康复及确定重返赛场的时机。本书对于有意从事手与腕运动医学领域的青年医生、理疗师等将会大有裨益。

　　我对于能够参与本书中文版的出版工作中而感到荣幸；同时也要向所有为本书中文版顺利付梓而付出辛勤劳动的幕后英雄致以深深的敬意。

2020 年 4 月

原著序

运动损伤对于运动员来说，所造成的伤害可能是毁灭性的，会使常年训练所取得的成果付诸东流。

近些年来，体育已成为一门有其特殊规律的专业门类，针对由于运动所造成损伤的管控也有了很大的改善。随着对运动损伤机理的研究和认识的不断深入，以及对手术和治疗方法的研究，提高了无数运动损伤患者的生活质量。

本书的作者团队中汇集了一大批专家，他们都将自己的专业知识和对其专业领域的理解写入了这本书里。

毫无疑问的是，本书作者团队所汇集的知识，将对上肢运动损伤的鉴别和治疗产生深远的影响。

John K. Stanley

　　本书介绍了处理常见的手与腕运动损伤的方法。我们希望本书将有助于有兴趣了解手与腕运动损伤的病理解剖和最新的治疗方案的医学生、理疗师、内科医生和外科医生。我们特别感谢作者们对本书的出版所作出的巨大贡献。

Chye Yew Ng

Mike Hayton

郑重声明

    本书提供的相关主题的准确及权威信息。由于医学是不断更新并拓展的领域，因此相关实践操作、治疗方法及药物都有可能会改变，建议读者审查相关主题的最新信息，包括产品的制造商、建议剂量、配方、方法和疗程、不良反应及相关措施。作者、编辑、出版者或经销商不对书中的错误或疏漏以及应用其中信息产生的任何后果负责，关于出版物的内容不作任何明确或暗示的保证。作者、编辑、出版者和经销商不承担由本出版物所造成的人身或财产损害任何责任。

目　录

第1章

锤状指损伤

Loris Pegoli, Giorgio Pivato

关键知识点

- 锤状指损伤往往被运动员们忽视，常常导致救治不及时，可能会使最终治疗结果大打折扣。
- 正确的诊断与治疗的决策与是否出现骨碎片和关节半脱位信息息息相关。
- 手术并发症包括皮肤坏死、复发性伸指延迟及乏力、指甲畸形和感染。

引 言

锤状指是一种常见的运动性损伤，发生这种损伤时，末节手指往往无法伸展。锤状指也是运动员们最常见的闭合性肌腱损伤[1]，受伤者往往参加过棒球、垒球、篮球或排球等运动[2,3]。锤状指可能是由于肌腱损伤引起的，肌腱损伤可能是肌腱的拉伸或完全撕

L. Pegoli (✉)
Hand and Reconstructive Microsurgery Department,
Humanitas University, Milan, Italy
e-mail: info@drpegoli.com

G. Pivato
Hand and Reconstructive Microsurgery Unit, San Pio X Clinic,
Milan, Italy

© Springer Nature Switzerland AG 2019
M. Hayton et al. (eds.), *Sports Injuries of the Hand and Wrist*,
In Clinical Practice,
https://doi.org/10.1007/978-3-030-02134-4_1

裂，也可能是由于末节指骨基部的伸肌腱止点水平处的骨性撕脱所导致。在所有的病例中，末节指骨伸直活动范围均会出现不同程度减小[4]。锤状指损伤通常是由于手指遭受暴力被动屈曲造成的，常见的受伤机制是手指尖抵抗其他物体的冲击，例如球类或其他运动员。

临床表现

锤状指损伤发生后，初期疼痛症状往往不明显。唯一明显的畸形是远端指间关节（DIPJ）下垂并失去主动伸展能力（图 1.1）。最终会出现伴随远端指间关节主动伸直受限的压痛及肿胀。锤状指看似损伤轻微，这也是其往往被运动员所忽视的原因，导致受伤者推迟就诊，并可能导致预后不佳。

诊　断

正确理解指伸肌腱的复杂解剖对于正确的诊断至关重要。如果不进行治疗或治疗不当，很有可能出现天鹅颈样畸形（图 1.2），

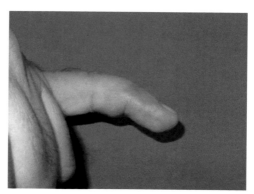

图 1.1　锤状指畸形是指出现的典型的末节手指下垂

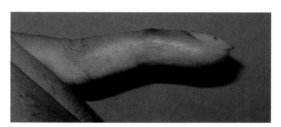

图 1.2　鹅颈样畸形

这将会导致永久性功能损害。

如出现末端指间关节的下垂并伴有不同程度的末节指骨伸直受限，就可以明确临床诊断。通过拍摄 X 线片来排除撕脱骨折。拍摄时，无论前后位片还是侧位片，X 线均以远侧指间关节为中心。此外，医生还应该在标准的侧位上观察是否存在关节半脱位的情况。

分　型

锤状指损伤可以用 Doyle 分类法进行分类，该分类法参考了是否存在开放损伤的情况、组织的不同受累程度以及受累关节面的比例（表 1.1）。

表 1.1　Doyle 分类法

分型	
I	闭合性损伤，伴有或不伴有小的末节指骨基底背侧撕脱骨折
II	开放性损伤：软组织撕裂伤
III	开放性损伤（涉及皮肤和肌腱结构的深度损伤）
IV	骨折（锤状指骨折）
IV A	末节指骨骨骺损伤（小儿骨科）
IV B	骨折碎片累及关节面的 20%~50%（成人）
IV C	骨折碎片累计超过 50% 关节面（成人）

治　疗

在急性损伤时，早期的治疗方法是将受伤手指固定在中立位置，并用冰袋对患处进行冷敷。接下来，应该将患者转诊给手外科专业医生进行进一步评估。后续的治疗方案取决于骨折碎片和关节半脱位的情况。

保守治疗

单纯肌腱损伤

对于单纯的肌腱损伤的患者，伴有中度末节手指伸直障碍时（20°以内），一般建议保守治疗。如果采用保守治疗，笔者建议使用患者个性化定制夹板连续固定环指6周（图1.3）。远侧指间关节应固定在轻微的过伸位，这样可以使近侧的伸肌腱和远侧的指骨重新接近。手指必须始终保持完全伸展位。尽管对患者来说，保持手指伸展存在一定困难，但适当的宣教可以提高其依从性。笔者更喜欢把夹板放置在背侧，这样可以使保持指腹自由接触。当使用上述夹板时，可以使近端指间关节享受最大限度的活

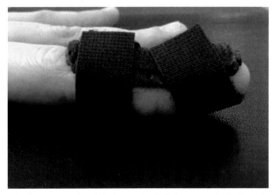

图1.3　一种患者个性化定制夹板，这种夹板可以使患者远侧指间关节固定于轻度过伸的位置

动度。其他一些学者介绍了一种使用紧贴皮肤的石膏的方法，并有良好的疗效。现在很容易买到预制的塑料夹板，但这种预制夹板总是太紧或太松。

每周一次的随访计划是用于检查夹板位置是否正确并及时调整夹板的大小。经过这段时间的夹板固定后，如果症状有所改善，建议患者再进行 2 周的夜间夹板固定，同时制定手部康复方案，以改善远侧指间关节的活动范围。

手术治疗

单纯肌腱损伤

存在严重屈曲畸形时，可能意味着伸肌腱符丽点存在更大程度的损伤，部分这样的患者可以考虑早期手术修复。

急性损伤

在指根或掌骨阻滞麻醉下，在患者远侧指间关节水平背侧做 H 形切口（图 1.4）。

完整分离并显露伸肌腱，在这一过程中，注意不要损伤皮肤，因为在这个层次上皮肤通常十分菲薄。

用 1.2mm 克氏针贯穿远侧指间关节，并保持其位于 10° 的轻

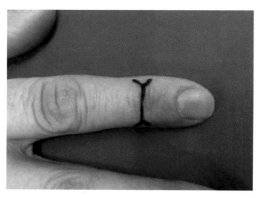

图 1.4　H 形切口

度过伸位。只要有可能分离肌腱的两端，则建议进行端对端缝合修复。由于肌腱很薄，笔者更喜欢用褥式缝合。如果无法进行端对端缝合，可以尝试用锚钉进行缝合或皮外留置线结的方式进行修复。缝合皮肤时，可进行腱鞘融合术（tenodermodesis）以加强修复效果。这种腱鞘融合术包括梭形切除远侧指间关节背侧的部分皮肤，并将伤口和其下的深层组织缝合在一起（图 1.5）。

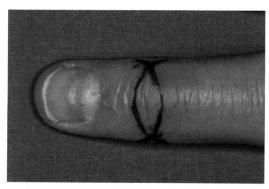

图 1.5 腱鞘融合术是通过切除一部分梭形的皮肤，并以其下面的组织来封闭伤口

慢性损伤

在慢性病变（2~3 个月以上）中，很难找到能直接修复的优质肌腱组织。在远侧指间关节屈曲畸形大于 20° 的情况下（尤其是包含示指的情况下），笔者会考虑指进行间关节融合手术。

锤状指骨折

在有骨性撕脱伤的情况下（图 1.6），如果少于 20% 的关节面受累，损伤可按腱性损伤来处理。

如果骨折块较大，应考虑采取固定。目前已有多种手术方式可供选择，诸如螺钉固定、骨间针固定、可拔出的钢丝固定和经皮克氏针固定等[5-10]。笔者比较喜欢 Ishiguro 提出的伸直阻挡技

（extension block technique）[5]。这种技术的主要手术适应证包括急性损伤、大块骨碎片、掌侧半脱位和关节不连。骨折出现超过5 周也是固定的相对适应证。在这种情况下，可以用针头经皮清创，使骨折断端新鲜化。

在指根阻滞麻醉下，远端和近侧指间关节均保持最大屈曲（图1.7）。在图像增强器的引导下，将一根克氏针经皮穿刺穿过伸肌腱末梢，并于骨折块背侧、近端 1~2mm 处旋入中节指骨。

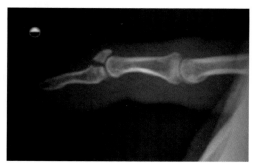

图 1.6　锤状指骨折

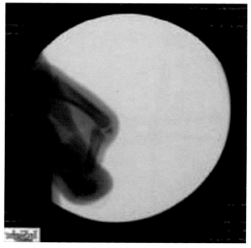

图 1.7　远侧指间关节最大限度地屈曲，以减少骨折块的移位

进行这一步操作时，应注意术前 X 线检查。骨折块不一定恰好在指骨的中轴线上，因此需要相应地倾斜克氏针，以便有效地阻挡骨折块（图 1.8）。

将远节指骨向远端牵拉并背伸，以减少骨折的移位。这一步骤的关键是保持远侧指间关节约 15° 的屈曲，以避免骨折块的分离。接下来，用第二根经皮斜行的克氏针来固定远侧指间关节，这枚克氏针从掌侧穿入直至骨折处。固定满意后，将阻挡伸直的克氏针向掌心弯曲，以便对骨折本身施加压缩力（图 1.9）。

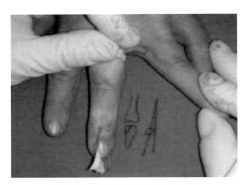

图 1.8 背侧的阻挡克氏针

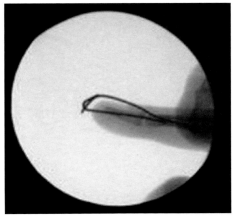

图 1.9 旋入伸直阻挡克氏针和轴向克氏针，以便维持复位

术后治疗

应用夹板（如前文所述）将远侧指间关节固定在屈曲 30°～40°。所有克氏针在术后 4~6 周移除，或者有影像学证据表明骨折愈合时也可移除。指导患者对手指背侧的手术瘢痕进行按摩。

并发症

保守治疗

对锤状指损伤的保守治疗并不是没有风险，其主要的并发症是夹板对指背的压迫以及继而产生的皮肤坏死，还有就是可能存在持续性伸直障碍的风险。

手术治疗

在术中可能会出现大骨折碎片的再次碎裂。King 等[11] 报告 41% 的患者接受了手术治疗锤状骨折术后出现边缘皮肤坏死、复发性伸指迟滞、永久性指甲畸形（图 1.10）和感染等并发症，可

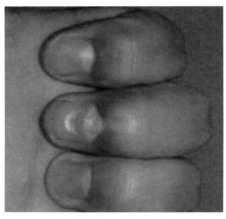

图 1.10　指甲畸形

能对预后产生不利影响[12]。其他并发症包括延迟愈合、畸形愈合和继发性骨关节炎。

总　结

锤状指损伤是一种常见的运动损伤。精心管理、注重细节是取得满意结果的关键。最初的治疗包括将远侧指间关节固定在中立位置，然后进行 X 线检查，明确是否有骨折和关节半脱位。无论最终的治疗是保守治疗还是手术治疗，仔细的随访是很有必要的，以减少并发症的风险。

问题与答案

1. 在评估锤状指损伤时，并不是必须要拍摄 X 线片。正确还是错误？

答：错误。锤状指损伤可能伴有骨撕脱和关节半脱位。

2. 锤状指损伤手术治疗的潜在并发症是什么？

答：皮肤坏死、复发性伸指迟滞和指甲畸形。

3. 忽视了锤状指损伤的潜在慢性畸形是什么？

答：鹅颈样畸形。

参考文献

[1] Chauhan A, Jacobs B, Andoga A, et al. Extensor tendon injuries in athletes. Sports Med Arthrosc,2014,22(1):45–55.

[2] Ouellette EA. Tendon ruptures: mallet, FDP and ECRB tendon ruptures associated with lunotriquetral coalitions in professional basketball players. Hand Clin,2012,28(3):433–434.

[3] Uslu M, Solak K, Ozsahin M, et al. Bilateral volleyball-related deformity

of the little fingers: mallet finger and clinodactyly mimic. J Sports Sci Med, 2011,10(1):227-229.

[4] Brody GA. Tendon ruptures: mallet, FDP in football. Hand Clin, 2012, 28(3):435.

[5] Ishiguro T. A new method of closed reduction for mallet fractures. J Jpn Soc Surg Hand,1988,1:444–447.

[6] Jupiter JB, Sheppard JE. Tension wire fixation of avulsion fractures in the hand. Clin Orthop Relat Res,1987,214:113–120.

[7] Pegoli L, Toh S, Arai K, et al. The Ishiguro extension block technique for the treatment of mallet finger fracture: indications and clinical results. J Hand Surg Br, 2003,28(1):15–17.

[8] Sakaue M, Sumimoto Y, Omori K, et al. Treatment of mallet finger using a microscrew. J Jpn Soc Surg Hand, 1986,3:538–541.

[9] Scalcione LR, Pathria MN, Chung CB. The athlete's hand: ligament and tendon injury. Semin Musculoskelet Radiol, 2012,16(4):338–349.

[10] Shin SS. Baseball commentary-tendon ruptures: mallet, FDP. Hand Clin, 2012,28(3):431–432.

[11] King HJ, Shin SJ, Kang ES. Complications of operative treatment for mallet fractures of the distal phalanx. J Hand Surg Br, 2001,26(1):28-31.

[12] Shimura H, Wakabayashi Y, Nimura A. A novel closed reduction with extension block and flexion block using Kirschner wires and microscrew fixation for mallet fractures. J Orthop Sci, 2014,19(2):308–312.

第 2 章

指深屈肌撕脱伤

Heather L. Baltzer, Steven L. Moran

关键知识点

- 描述指深屈肌撕脱伤的损伤机制。
- 回顾相关解剖学及其在 Leddy-Packer 分型中的应用。
- 概述基于 Leddy Packer 损伤分型和损伤时间的处置方法。

病因学

闭合性指深屈肌（FDP）撕脱伤是 I 区屈肌腱损伤中较为常见的一种。肌腱撕脱的机制涉及对最大限度屈曲的远侧指间关节（DIPJ）施加被动的过伸暴力。这种撕脱伤害通常发生在足球运动的抢断动作中[1]，抢断球员手指紧紧抓住被抢断球员的衣服，随后当被抢断球员逃脱抢断动作时，做抢断动作的手指被迫伸展。这种常见的致伤机制使人们用"泽西手指（jersey finger）"这个词来称呼这种特殊类型的损伤。很显然，这种损伤在运动员

H. L. Baltzer
Division of Plastic Surgery and Orthopedic Surgery,
Toronto Western Hospital, Toronto, ON, Canada

S. L. Moran (✉)
Department of Orthopaedic Surgery, Mayo Clinic, Rochester,
MN, USA
e-mail: Moran.Steven@mayo.edu

© Springer Nature Switzerland AG 2019
M. Hayton et al. (eds.), *Sports Injuries of the Hand and Wrist*,
In Clinical Practice,
https://doi.org/10.1007/978-3-030-02134-4_2

和非运动员身上均能看到。

相关解剖

指深屈肌起自尺骨近端 2/3 和骨间膜。小指、无名指和中指的指深屈肌腱通常共用一个滑囊，而示指的指深屈肌腱通常有一个独立的滑囊 [2]。在符丽点与远端指骨掌侧基部之前，指深屈肌肌腱与指浅屈肌（FDS）肌腱一起进入屈肌腱鞘。指深屈肌腱走行于指浅屈肌腱深面，直至穿过指浅屈肌腱的 Camper 交叉水平；随后指浅屈肌腱到达符丽点（图 2.1）。微型的系膜系统存在屈肌腱鞘中，称为腱纽（vincula），是远端屈肌腱的主要血供来源（图 2.1）。

指浅屈肌和指深屈肌肌腱分别由两个被称为长腱纽（VPL）和短腱纽（VPB）的结构提供血供。短腱纽位于近中节指骨远端干骺端的指深屈肌腱符丽点的近端，长腱纽于指间关节水平起自指浅屈肌腱。短腱纽在指深屈肌腱撕脱伤时会被撕裂，长腱纽可能在 I 型损伤时发生撕裂（见下文）。由于肌腱血供的中断会限制修复后肌腱愈合的能力，因此，腱纽断裂的数量是重要的考虑因素 [3,4]。此外，完整的腱纽可以防止深肌腱缩回手掌或前臂。

指深屈肌腱的远端具有双重血管供应，包括腱纽系统和起源于远节指骨的骨间血供 [5]。这些来自远节指骨的骨间血管在符丽点处进入指深屈肌腱，这就意味着撕脱伤时该部分血供会中断。

指深屈肌破裂最常见于其位于远节指骨的符丽点处，而不是前臂的肌腹肌腱连接处。腱内深部破裂是罕见的，通常与末节指骨外伤同时发生，或继发于机械性刺激引起的磨损，如骨刺、炎性腱病变和腱鞘炎 [6]。虽然指深屈肌腱撕脱伤可以发生在任何手指，但这一损伤大多发生在无名指 [7]。研究显示，对这一现象的

13

解释可能包含以下方面：首先无名指指深屈肌腱在远节指骨基部的附着不太牢固[7]；其次在用力握持时无名指尖端的位置更加突出[8]。后一种原因使无名指在拉脱试验（pull-away testing）中比其他手指承受更多的力。

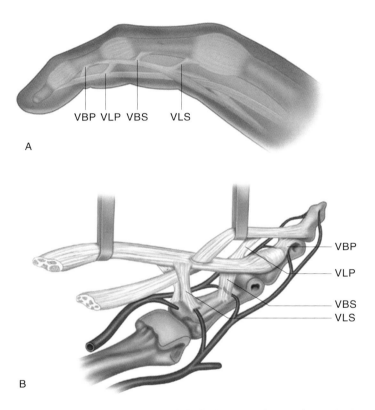

图 2.1 指深屈肌腱和指浅屈肌腱及其各自符丽点示意图，并标示各自长腱组及短腱组。A.展示了各种腱组。VBP：深短腱组；VLP：深长腱组；VBS：浅短腱组；VLS：浅长腱组。B.展示了经腱组进入肌腱的血液供应。（A 引自 J Am Acad Orthop Surg, 2011,19: 152−162；B 引自 reen's Operative Hand Surgery, editor: Wolfe, chapter 7 page 193）

分 型

指深屈肌腱的撕脱性损伤可伴或不伴末节指骨底部的骨折碎片。撕脱的肌腱会向近端回缩。回缩的程度有赖于以下两个因素：第一，附着在撕裂的指深屈肌腱的远端骨折碎片，其可以限制指深屈肌腱向腱鞘内的回缩；第二，损伤后深长腱划的完整性。指深屈肌腱撕脱伤的分型最早由 Leddy 和 Packer 提出，至今仍被广泛使用。Leddy-Packer 分型系统依据损伤肌腱的回缩程度和 X 线片上的骨折碎片情况将指深屈肌腱撕脱伤分为 3 型（Ⅰ～Ⅲ型）[1]。

Ⅰ型损伤是指肌腱从远节指骨基底的撕脱，同时破坏长腱纽和短腱纽，并导致近端肌腱残端向手掌心方向回缩。在Ⅱ型损伤中，撕裂的指深屈肌腱回缩到指浅屈肌腱分叉的水平，也就是深长腱纽在指间关节的起点处。在深短腱纽存在撕裂而深长腱纽保持完整的情况下，撕脱的指深屈肌腱的近侧残端会被拴在指间关节水平。在收缩的肌腱残端可能会有一个小的骨折碎片附着，这有助于影像学诊断。相对于Ⅰ型损伤来说，Ⅱ型损伤时，指深屈肌肌腱长度保持不变。

据报道，Ⅱ型损伤是最常见的指深屈肌腱撕脱伤类型[9]。在Ⅲ型损伤中，指深屈肌腱残端会存在一个较大的末节指骨基底处的骨折碎片。指深屈肌腱残端和骨碎片的收缩通常不能超过 A4 滑车的水平。由于骨折块的存在，损伤的指深屈肌腱不能回缩，所以在Ⅲ型损伤中，两个腱纽都会保持完整。在最初确立 Leddy-Packer 分型时，人们就发现了两个额外的损伤类型[10-13]。Ⅳ型损伤是指撕脱损伤产生了大块的远节指骨基底骨折块，该骨折块位于 A4 滑车水平，并且指深屈肌腱与该骨折块也发生了撕脱。在这种情况下，损伤的肌腱可能会回缩至指间关节水平，也可能回缩至掌心。Ⅴ型损伤是指远端指骨撕脱骨折合并有远端指骨干骨折[12]。

最近一篇关于这类损伤的综述指出，Ⅰ～Ⅲ型损伤更常见，而关于Ⅳ型和Ⅴ型损伤报道较少。约50%的指深屈肌腱撕脱伤合并有撕脱骨折[3]。

指深屈肌腱撕脱伤的诊断

临床表现

体格检查时可以发现，当患者手部处于休息位时，有损伤的手指伸展程度更大（图2.2）。患指可能有肿胀和瘀斑。沿着屈肌腱鞘触诊可显示一个压痛区域或压痛点，这可能就是撕裂肌腱残端的位置[14]。

当患者试图握拳时，受伤手指的远侧指间关节屈曲丧失。由于蚓状肌和指浅屈肌（FDS）的在掌指关节（MCP）和近侧指间关节（PIP）的关节处的完整性，掌指关节（MCP）和近侧指间关节（PIP）的关节处保留有屈曲度，这样可能会延误诊断[14]。疼痛和肿胀会影响患指的活动度，并进一步会影响查体效果。所以，为了不影响诊断和治疗，在患指存在疼痛和肿胀时，可在进行体

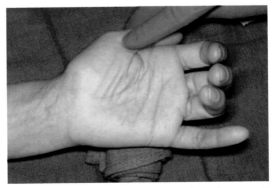

图2.2　同一患者存在指深屈肌腱撕脱伤时的手部外观。注意观察屈曲程度本应逐渐递增的各手指，但小指处于伸展位置

格检查时使用局部麻醉药物。

影像学

准确地判断损伤肌腱残端的回缩位置至关重要，因为回缩位置决定了手术入路。所有的指深屈肌腱撕脱伤患者均应接受 X 线平片检查，以明确有无远节指骨基底撕脱骨折及远节指骨本身的骨折（图 2.3）。当体格检查结果尚不明确时，可以依赖软组织检查手段来获取更多的信息，如超声或磁共振成像（MRI）[15]。超声检查是使用最多的方法，但超声检查结果与检查者的技术水平有很大关系 [16]。

治　疗

影响预后的因素包括肌腱回缩的程度，是否存在骨折碎片及其大小，以及损伤发生时至采取治疗措施之间的时间延迟 [1,17]。所有的指深屈肌腱撕脱伤患者，都应急诊采取措施，以防肌腱向近端回缩以及肌肉和肌腱的粘连。指深屈肌腱撕脱性损伤常被定义为急性、亚急性和慢性损伤，急性损伤定义为初始损伤后 10~14d内采取治疗措施的损伤，亚急性损伤定义为创伤后 14d 至 6 周内采取治疗措施的损伤，慢性损伤定义为初始损伤后 6 周之后才采取治疗措施的损伤。

治疗关注点

Leddy-Packer 分型非常重要，其指导了如何选择治疗方案的和采取治疗措施最理想时间窗。Ⅰ型损伤是最多见的指深屈肌腱撕脱伤类型，早期转诊有助于及时治疗，最好是在受伤后的 1 周内接受治疗。由于两个腱组破裂，肌腱的血液供应受损严重。由于失去了完整腱组的栓系作用，肌腱断端会向掌心水平回缩。因此，早期处理Ⅰ型损伤的目的是防止肌腱退变和前臂内的肌肉挛

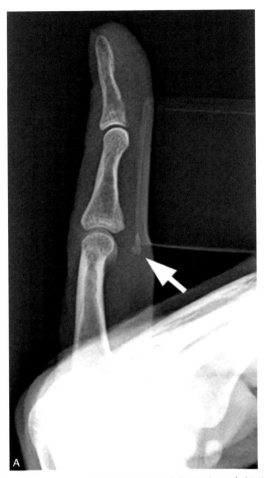

图 2.3 （A）Leddy-Packer Ⅱ 型指深屈肌腱损伤的 X 线侧位片，一名橄榄球运动员小指指深屈肌腱撕脱伤的侧位 X 线片。箭头显示有一小块骨折片附着于撕裂的肌腱上。（B）一名 Leddy-PackerV 型指深屈肌腱撕脱伤的美式足球运动员的患指侧位 X 线片。损伤肌腱的末端被骨折片拴系在 A4 滑车水平（蓝色箭头），还有一处未与指深屈肌腱相连的远节指骨骨折片（红色箭头）

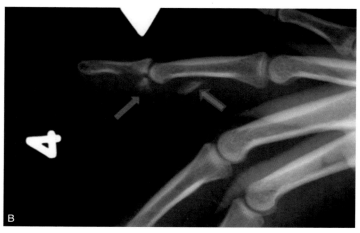

图 2.3（续）

缩，如果上述情况发生将影响患手活动度。此外，屈肌鞘内血肿的形成会随着时间的推移导致滑车系统的瘢痕和塌陷。如果不及时处理这些因素，将会引起肌腱粘连和延缓一期修复后肌腱的润滑。如果忽视这些因素或拖延治疗，Ⅰ型撕脱损伤可能需要二期重建，这因为腱鞘已经纤维化并与肌腱持久粘连。

在Ⅱ型损伤中，由于完整深长腱组（VLP）的拴系作用，指深肌腱只会回缩到近侧指间关节（PIP）水平（如图 2.3A）。完整的深长腱组（VLP）也保留了肌腱末端的部分血供。由于上述原因，这类Ⅱ型损伤可以有一个更长的接受一期外科修复的治疗时间窗，该时间窗可持续至受伤后 6 周 [4]；但是笔者还是建议早期修复，以免存在腱划撕脱的风险，并使Ⅱ型损伤转化成Ⅰ型损伤 [18]。类似于Ⅱ型损伤，Ⅲ型损伤由于其附着的骨碎片，肌腱长度得以保留，所以可在损伤后 6 周内进行修复 [3]。在Ⅳ型和Ⅴ型损伤中，如果肌腱缩入或接近手掌心，应采取积极的急诊治疗措施。

急性指深屈肌腱（FDP）撕脱伤的治疗原则除了近端肌腱残端的显露方式不同，Ⅰ型和Ⅱ型损伤的治疗方式类似。损伤肌腱近端残端可通过布鲁纳切口（Bruner incision）确认（图 2.4A）[20]。
Ⅰ型损伤需要掌侧切口来显露肌腱近端残端，通常在蚓状肌符丽点水平。重要的是在术前确定损伤肌腱近端回缩的程度，以便于进行手术计划。笔者发现超声检查是确定损伤肌腱残端最经济、有效的方法。手术中通常需要扩张滑车，以便将断裂的肌腱牵向远端到达远节指骨。指深屈肌腱必须穿过 Camper 交叉。断裂肌腱可以通过 A3 滑车上的窗口及保留的 A5 滑车。术者可以在导管或过腱器辅助下，将断裂肌腱牵引到远侧指间关节（DIP）水平（图2.4B）。

一旦将损伤的肌腱复位到远侧指间关节水平，就应将其可靠地固定于远节指骨上。传统做法是将牵引损伤肌腱近端残端的缝合线（例如 Kessler 或 Bunnell 法）穿过远端指骨并绑在远端指骨背侧的纽扣上（图 2.4C）。缝合肌腱残端的缝线可以通过连接到克氏针上，并用克氏钻针穿过远节指骨。

另一种方法为可以使用带线锚钉或纽扣锚钉将肌腱固定到远端指骨上（图 2.4D-F）。一项包含 26 例病例的对照研究显示，无论使用传统的将缝线引出的方式还是带线锚钉的修复方式将损伤肌腱残端固定于远节指骨上，在临床效果上没有差别；但是患者更容易接受微创的锚钉修复方式，因为这样患者能够更早重返工作岗位 [21]。在重建手术中，应使患处能够承受功能性应力，以便术后早期开始患指活动 [3]。

Ⅲ ~ Ⅴ型损伤应通过开放手术来修复；在 Ⅴ 型损伤时，撕脱的肌腱和远节指骨的骨折都要内固定（图 2.5A-D），可以通过克氏针 [22] 或者微型螺钉 [23] 进行内固定。如果Ⅲ型损伤中骨折块足够大的话，也可以用微型接骨板进行内固定 [24]。如果骨折块太小无法固定时，可以按Ⅰ型或Ⅱ型损伤的修复方法，直接将肌腱断端固定于远节指骨上。Ⅳ型损伤应首先进行开放手术重建并将骨

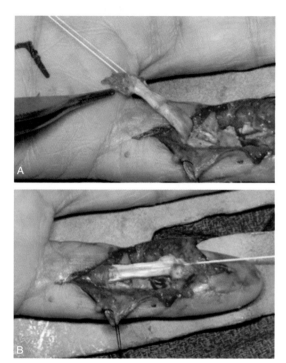

图 2.4 （A）损伤的指深屈肌腱被完好的腱组拴系在近侧指间关节水平。通过 Bruner 缝合技术，将肌腱于 A3 滑车处翻转。（B）肌腱残端存在小骨块，这有助于固定缝合线。（C）通过引出缝线的技术将损伤的指深屈肌腱固定于远节指骨上，再将缝线绑于纽扣上（图片引自 Berger 和 Weiss[19]）。（D）用带线锚钉重建损伤的指深屈肌腱（图片引自 Berger 和 Weiss[19]）。（E）用带线锚钉联合"绑纽扣"的方式重建损伤的指深屈肌腱（图片引自 J Am AcadOrthop Surg,2011,19:152−162）。（F）同一个患者的术后侧位 X 线片。用带线锚钉（蓝箭头）联合纽扣（红箭头）进行修复。FDP：指深屈肌

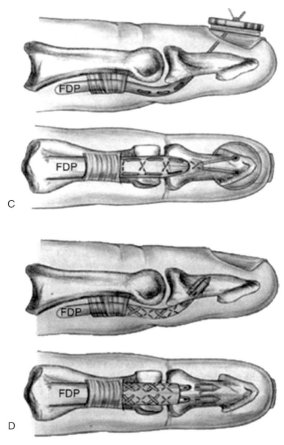

C

D

图 2.4（续）

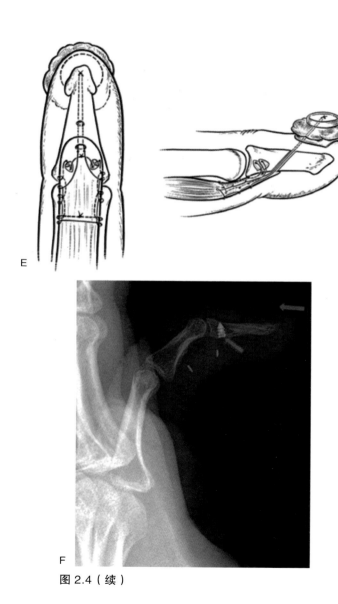

E

F

图 2.4（续）

折块连同肌腱符丽点一同固定于远节指骨上。

亚急性和慢性损伤的治疗

在亚急性期，如果没有过度的肌肉挛缩，屈肌腱鞘仍然完好话，可以进行一期肌腱修复。为了明确是否有一期修复的机会，需要在术中对损伤的指深屈肌腱进行牵引，使其恢复足够的长度，修复后不至于使近侧和远侧指间关节出现屈曲。如果损伤的肌腱通过屈肌腱鞘后，短缩不超过 1cm，就可行一期缝合 [3]。

如果无法进行一期修复，应与患者讨论治疗方案，并根据患者和外科医生的偏好以及患者遵守术后治疗方案的依从性制定明确的治疗计划，特别是如果计划进行指深屈肌腱重建时。其他关键考虑因素包括患者症状（如疼痛）、远侧指间关节的稳定性和远侧指间关节的活动范围。

如果没有及时诊断清楚，治疗选择包括非手术治疗、关节融合手术或重建指深屈肌腱。重建指深屈肌腱可以一期进行，也可以二期进行。一期指深屈肌腱重建包括早期的肌腱移植，其适应证要求屈肌腱鞘完好，但肌挛缩过重又不能直接修补。如果在屈肌鞘中同时存在肌肉挛缩和过多的瘢痕，则需要进行二期重建。重建屈肌腱滑车，一期放置硅橡胶棒（Silastic rod），二期（通常6~12 周后）进行肌腱移植重建指深屈肌腱。

指深屈肌腱重建手术在亚急性病例中更为常见，需要筛选出适合远侧指间关节固定的患者（如年龄小于 21 岁，运动员，专业音乐家或者患者存在既往指深屈肌腱功能不良）。患者必须愿意遵守长时间且严格的术后治疗方案，并接受与二期段修复相关的感染和重建处破裂的风险 [3]。如果不准备手术干预，远侧指间关节屈曲活动度不会有太大的丧失；但是指深屈肌腱功能丧失会导致握力减弱，特别是当损伤涉及第四或第五指时，这是需要关注

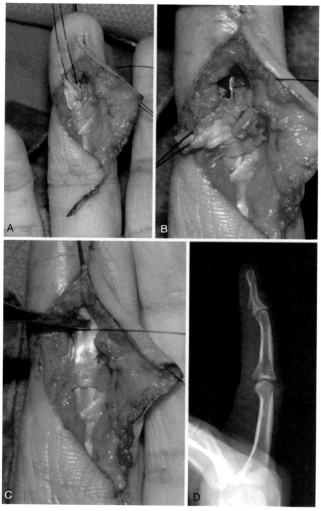

图 2.5　（A）这是与图 2.3B 中的放射学摄片相对应的 V 型损伤。术中
照片显示在 A4 滑车水平处有一个有限的 Bruner 切口，肌腱被附着于其
末梢的骨折碎片固定。肌腱和骨折碎片通过 A5 滑车的一部分（红色箭头）
复位。（B）沿手指轴线方向穿入克氏针，暂时固定远侧指间关节，以使
远端指骨骨折愈合。（C）撕脱的肌腱和骨折碎片用纽扣固定在末节指骨上。
由于骨骼呈粉碎性，远端指骨不可能承受放置锚钉。（D）术后 12 个月
患指侧位 X 线片显示肌腱附着的重塑（红色箭头）和关节间隙的保留

的问题。有时，如果肌腱挛缩在 I 型损伤后发展，则会出现如蚓状挛缩合并畸形（屈曲手指时近侧指间关节异常的伸展）的晚期并发症。

康 复

将患手置于背侧夹板上，保持腕关节和指间关节处于中立状态，掌指关节完全屈曲，像治疗急性损伤一样。这样的夹板固定应该维持到术后 1 周随访时。严格的康复计划是获得良好治疗结果的重要组成部分，需要患者、理疗师和手外科医生之间的通力合作。

康复计划的选择需要参考以下方面，如患者因素、损伤的严重程度和肌腱的质量、合并骨折的固定情况、手术修复的术式和质量，以及是两股还是四股肌腱修复。目前没有普遍适用的术后锻炼方案，但如果修复牢固且患者依从性好，最早可以在第一次术后访视后开始柔和的患指锻炼[3]。如无不良反应，患指可以开展主动活动；但是，如果对上述锻炼方案存在任何顾虑，可以先进行被动运动，术后 4 周时再开展温和的主动运动。术后 4~6 个月内，患者必须避免进行举重或抓握类运动。

预 后

指深屈肌腱撕脱伤的预后是不确定的，预后取决于损伤的严重程度、损伤到治疗的时间间隔、修复的质量以及患者对术后治疗方案的依从性。运动员通常在治疗后可以恢复到他们运动成绩的基线水平[14]。患者需要为潜在的远侧指间关节僵硬、远侧指间关节的弯曲姿势和远侧指间关节的骨关节病（在伴随关节内骨折的情况下）做好准备。其他并发症包括术后感染、再次撕脱伤、骨固定失效，以及抓握无力。

关于指深屈肌腱撕脱伤后远指间关节活动度的报道并不一致。据 McCallister 等学者 [21] 报道，远近侧指间关节活动度均正常。Moiemen 等学者（2000 年）发现，67% 的指深屈肌腱撕脱伤患者在接受术后早期主动活动的康复方案后，根据 Strickland 的标准进行评估，取得了良好的效果。但是，专用的远侧指间关节活动度检测显示，只有 22% 的患者获得了良好的远侧指间关节活动度，而大多数患者（<2/3）的活动度受限超过正常活动度的 50%。

总　结

指深屈肌腱撕脱伤的严重程度取决于 Leddy-Packer 的类型，但所有的撕脱伤都应尽早转诊至手外科医生进行外科重建。术后康复对于优化此类损伤的预后至关重要。

应向患者提供指间关节僵硬的可能性和有限的运动范围的相关指导。如果是慢性损伤患者，治疗决策应该通过患者和外科医生协商，并确定最合适的治疗方案。

问题与答案

1. 指深屈肌腱撕脱伤的受伤机制是什么？

答：极度屈指时遭受伸直暴力。

2. 描述一下指深屈肌腱损伤的 Leddy-Packer 分型。

答：Ⅰ型损伤：指深屈肌从末节指骨处撕脱，所有腱纽均破裂，肌腱回缩至手掌。

Ⅱ型损伤：指深屈肌从末节指骨处撕脱，深短腱划（腱纽）断裂，肌腱缩回到近侧指间关节水平。

Ⅲ型损伤：自末节指骨大骨块撕脱骨折块附着在指深屈肌腱残端，肌腱回缩到 A4 滑车水平，所有的腱划都完好无损。

Ⅳ型损伤：指深屈肌腱止点处撕脱骨折，末节指骨有一大块骨碎片，该骨碎片留在 A4 滑车处，肌腱回缩到 PIP 关节或手掌心。

Ⅴ型损伤：指深屈肌腱止点处撕脱骨折，伴有末节指骨骨折。

3. 这种损伤的最佳转诊和治疗的时间表是什么？

答：在受伤后 1 周之内。

4. 用什么影像学方法来诊断这些损伤和确定肌腱回缩的水平？

答：X 线平片可以发现是否存在骨折块。如果骨折块较小并与损伤的肌腱附着，这有助于确定肌腱回缩的位置。

超声和核磁共振（MRI）可以明确肌腱回缩的位置。

5. 这类损伤的预后指标是什么？

答：损伤的严重程度、损伤到接受治疗的时间间隔、修复质量和患者术后继续治疗的依从性。

参考文献

[1] Leddy JP, Packer JW. Avulsion of the profundus tendon insertion in athletes. J Hand Surg Am,1977,2(1):66–69.

[2] Botte MJ, Doyle JR. Surgical anatomy of the hand and upper extremity: Lippincott Williams & Wilkins,2003.

[3] Ruchelsman DE, Christoforou D, Wasserman B, et al. Avulsion injuries of the flexor digitorum profundustendon. J Am Acad Orthop Surg, 2011, 19(3):152–162.

[4] Wolfe SW, Pederson WC, Hotchkiss RN, et al. Green's operative hand surgery: expert consult: online andprint: Elsevier Health Sciences,2010.

[5] Leversedge FJ, Ditsios K, Goldfarb CA, et al. Vascular anatomy of the human

flexor digitoruprofundus tendon insertion. J Hand Surg Am, 2002,27(5):806–812.

[6] McMaster PE. Tendon and muscle ruptures. J Bone Joint Surg,1933, 15:705–722.

[7] Manske PR, Lesker PA. Avulsion of the ring finger flexordigitorum profundus tendon: an experimental study. Hand,1978,10(1):52–55.

[8] Bynum DK Jr, Gilbert JA. Avulsion of the flexor digitorumprofundus: anatomic and biomechanical considerations. J Hand Surg Am, 1988, 13(2):222–227.

[9] Lubahn JD, Hood JM. Fractures of the distal interphalangealjoint. Clin Orthop Relat Re,1996,327:12–20.

[10] Ehlert KJ, Gould JS, Black KP. A simultaneous distal phalanxavulsion fracture with profundus tendon avulsion. A casereport and review of the literature. Clin Orthop Relat Res,1992,(283):265–269.

[11] Langa V, Posner MA. Unusual rupture of a flexor profundus tendon. J Hand Surg Am,1986,11(2):227–229.

[12] Mouille P, Cheymol G. Cardiovascular and hemodynamic effects of derivatives of metoclopramide. Arch Int Pharmacodyn Ther,1975,215(1):139–149.

[13] Smith JH Jr. Avulsion of a profundus tendon with simultaneous intraar-ticular fracture of the distal phalanx-case report. J Hand Surg Am,1981, 6(6):600–601.

[14] Stamos BD, Leddy JP. Closed flexor tendon disruption in athletes. Hand Clin, 2000,16(3):359–365.

[15] Drape JL, Tardif-Chastenet de Gery S, Silbermann-Hoffman O, et al. Closed ruptures of the flexor digitorum tendons: MRI evaluation. Skelet Radiol,1998,27(11):617–624.

[16] Cohen SB, Chhabra AB, Anderson MW, et al. Use of ultrasound in determining treatment for avulsion of the flexor digitorum profundus (rugger Jersey finger): a case report. Am J Orthop (Belle Mead NJ), 2004, 33(11):546–549.

[17] Leddy JP. Avulsions of the flexor digitorum profundus. Hand Clin,1985, 1(1):77–83.

[18] Murphy BA, Mass DP. Zone I flexor tendon injuries. Hand Clin, 2005, 21(2):167–171.

[19] Berger RA, Weiss AC. Hand surgery. Philadelphia: Lippincott Williams & Wilkins,2004.

[20] Bruner JM. Optimum skin incisions for the surgical relief of stenosing tenosynovitis in the hand. Plast Reconstr Surg, 1966,38(3):197–201.

[21] McCallister WV, Ambrose HC, Katolik LI, et al. Comparison of pullout button versus suture anchor for zone I flexor tendon repair. J Hand Surg Am, 2006,31(2):246–251.

[22] Moiemen NS, Elliot D. Primary flexor tendon repair in zone 1. J Hand Surg Br,2000,25(1):78–84.

[23] Shabat S, Sagiv P, Stern A, et al. Avulsion fracture of the flexor digitorum profundus tendon ('Jersey finger') type Ⅲ. Arch Orthop Trauma Surg,2002, 122(3):182–183.

[24] Kang N, Pratt A, Burr N. Miniplate fixation for avulsion injuries of the flexor digitorum profundus insertion. J Hand Surg Br,2003,28(4):363–368.

第 3 章

近端指间关节骨折脱位

David J. Shewring

关键知识点

- 近端指间关节的损伤很常见，但是不能被忽略。
- 近端指间关节有明确外伤后，必须完善的 X 线摄片检查，包括该关节前后位和标准侧位片。
- 如果近端指间关节损伤需要手术治疗，需将患者尽快转诊至手外科专业医生。
- 如果关节僵硬，会使手指更容易受伤，在恢复运动之前应考虑这一点。

引 言

近侧指间关节损伤是一种常见的运动损伤。与掌指关节（MCPJ）相比，近端指间关节（PIPJ）是一种耐受性较差的关节，该关节损伤后常会出现长期僵硬和肿胀的后遗症[1]。最常见的长期影响近侧指间关节的问题是伸直活动丢失。力量强大的屈肌相较力量孱弱的屈肌而言，能够克服关节僵硬，因此屈曲挛缩比关

D. J. Shewring, FRCS(Orth), Dip Hand Surg(Eur) (✉)
Department of Trauma and Orthopaedic Surgery,
University Hospital of Wales, Cardiff, UK

© Springer Nature Switzerland AG 2019
M. Hayton et al. (eds.), *Sports Injuries of the Hand and Wrist*,
In Clinical Practice,
https://doi.org/10.1007/978-3-030-02134-4_3

节屈曲活动度丢失更为常见。但是只要治疗得当，就可以避免上述并发症的发生，至少是减小其程度。

在所有情况下，临床医生的治疗目标都应该是恢复患指的舒适、稳定并及时恢复关节功能，使受伤关节无痛且有知觉，既能活动，又稳定的关节。最重要的是保留受伤关节的运动度。近侧指间关节可以使指尖做一个较大的弧形运动，因此关节的运动丧失将对手指的功能产生显著的影响。

当决定什么样的治疗方式最适合近侧指间关节损伤患者时，重要的是应将所有可能的选项都考虑进去，并选取使患者预后最佳的治疗方案。如何决策应基于以下几点：患者自身的特点，包括年龄、是否有合并症、需求和预期、职业特点、依从性；手术医生的技术；是否有合适的手术器械及设备，是否具备专业的手外科康复条件。

专业化的、技术水平高超的手外科理疗师可以提供不可或缺的优质服务。在非手术治疗中，专业理疗师可以对患指单独进行治疗，而健指可以不受影响。理疗师可以给患者提供有关如何锻炼和正确护理受伤手指的建议，他们的参与将为工作繁忙的临床医生腾出宝贵的时间。若患者恢复体育训练，治疗师可以给患者建议最有效的方法来保护恢复中的手指，以尽量减少再次受伤的机会。在理想情况下，治疗师应与外科医生和患者讨论治疗计划。如果要进行复杂的内固定手术，专业理疗师的术后护理十分关键。理疗师应在患者心存疑虑时及时检查，或者提醒患者复诊。

重要的是要确定从受伤之日到与临床医生的第一次会诊之间经过的确切时间。治疗延误可能是由急诊转诊延迟或患者的就诊延迟造成的。

对患手进行体格检查之前应去除所有的包扎敷料，如不这样做会导致查体不细致，并且如果不去除包扎敷料，相邻的手指会掩盖损伤手指，所以在固定的情况下无法拍摄标准的侧位 X 线片。

　　在急诊情况下拍摄的 X 线片通常都不正确。通常，X 线片不应该包含整个手的图像，而是要拍摄受伤手指或关节的 X 线片。重要的是要拍摄受伤手指或关节的后前位（PA）和标准侧位 X 线片。

解　剖

　　近侧指间关节是一个屈戍关节，这种关节在屈曲任意角度时侧向都是稳定的。近节指骨头包含两个圆形的髁，其与中节指骨基底部的凹形关节面相对应。内外侧的副韧带和掌板（palmar plate）包绕近侧指间关节的三个方向，形成一个"盒子"状的结构，这一结构可以防止关节侧偏和过度伸展（图 3.1）。近侧指间关节脱位时，上述"盒子"状结构至少存在两个方向的损伤[2]。

　　伸指装置（指伸肌）在近侧指间关节背侧变得宽而平，并分为三个部分；中间束符丽于中节指骨基底部，并负责伸直近侧指间关节；两个侧方束，一直延伸至远节指骨基底部，并驱动远侧指间关节完成伸直运动。伸指装置通过纤维支持带固定。所有上述结构都容易在对抗性运动中受伤。

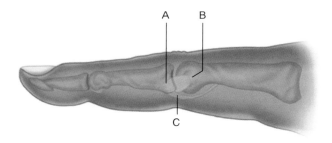

图 3.1　近侧指间关节内外侧副韧带和掌板结构示意图

特殊损伤

侧方副韧带损伤

对近侧指间关节的侧方应力造成的侧方副韧带的部分撕裂（扭伤）是一种常见的运动损伤。运动时注意主动保护，将伤指贴在邻近的手指上3周通常就足够了[1,2]。需要告诫伤者，患指的肿胀、疼痛等不适会在伤后持续数月之久。这期间如要进行运动训练或比赛时，仍需将伤指贴在邻近的手指上，以免韧带发生进一步损伤。

脱　　位

近侧指间关节的脱位常常发生于激烈对抗运动时，常由对手指的侧方暴力引起。脱位会使运动员难以重返赛场。

治　　疗

必须在脱位后对手指进行全面评估，包括拍摄X线片。脱位常常伴有明显的骨折，并导致关节不稳。

值得注意的时，如果发生脱位，哪怕是不伴有骨折，也意味着关节周围软组织的明显损伤。至少是一种支持结构（如掌板）的严重损伤才会导致近侧指间关节脱位。如果发生侧方脱位，意味着侧方副韧带之一也发生了撕裂。如果不采取适当的治疗，关节无意就会发生疼痛和失稳。一旦出现屈曲挛缩，病情就很难再逆转了。预防屈曲挛缩的发生比治疗其更有效。

恢复体育训练

近侧指间关节脱位复位之后，需要保护受伤的软组织结构。如果屈曲活动受限，患者就更易遭受进一步损伤。所以在恢复对抗性运动之前，需确保受伤的近侧指间关节达到一定的屈曲活动度。一个简单易行的判断方法是，如果运动员的伤指能够屈曲到指间触到手掌的程度，就可以考虑让他重返赛场了。

复杂性脱位

通常无法做到对脱位的完全复位，在 X 线片上仍能发现部分关节面的不匹配（图 3.2）。这种变化提示有部分软组织嵌顿于关节内，并使脱位无法完全复位。最常见的状况是由一束侧方副韧带完全撕裂，并且对应的近节指骨的髁疝出于侧方副韧带和伸指装置中央束之间。手术显露及修复上述解剖机构至关重要。如果能及时这样做，效果会更好。

复发性脱位

通常情况下，即便是轻微损伤后，近侧指间关节也会发生习惯性脱位。近侧指间关节过伸也会出现手指的鹅颈样畸形。这常常是由于掌板从中节指骨基底处完全撕裂。并且，如果没有发生中节指骨基底的撕脱性骨折，这一损伤早期很难发现。手术可以将掌板重新固定。

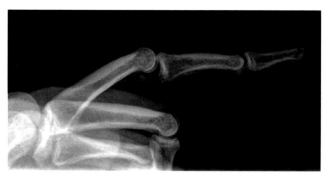

图 3.2　近侧指间关节脱位复位后的 X 线片，可见关节对合不良，提示关节内软组织嵌顿

伸肌腱中央束损伤

在近侧指间关节水平发现急性的伸指装置中央束撕裂并不常见，但是一旦发生就十分严重 [3]。如果漏诊了这种损伤，就会发生"钮孔状畸形"（boutonniere deformity），这种急性损伤很难治愈。

伸肌腱中央束损伤的发生是由手指在主动伸直过程中遭受到屈曲暴力引起的。运动员伤后即刻就会发现患指完全屈曲，近侧指间关节无法主动伸直。如果此时被动伸展患指，其会维持在伸直状态，这是因为伸肌腱的内外侧束仍完好。患者会主诉"发生了关节脱位"，并对医生产生误导。体格检查显示受伤的近侧指间关节背侧存在压痛及轻度肿胀，并且关节伸直乏力。影像学摄片会发现中节指骨基底部背侧存在薄片状骨折。

治 疗

近侧指间关节需要用夹板固定于伸直状态，时间为4~6周。远侧指间关节和掌指关节可以活动，使肌腱可以滑动。之后可以适度活动近侧指间关节，但仍需用"斗篷夹板"（Capener splint）保护，这种夹板可以协助伸直近侧指间关节，也不影响其屈曲。

恢复体育训练

这种损伤如果治疗不及时或不充分，预后是很差的。恢复时间很长，伤后8周之内基本不能进行对抗性运动。

中节指骨基底骨折

该骨折是累及关节面的骨折，也是所有手部骨折类型中最具挑战性的。中节指骨基底骨折分型如下：

1.掌侧骨折，伴或不伴有脱位。

2. 背侧骨折。

3.Pilon 骨折。

1. 中节指骨基底掌侧骨折

中节指骨基底掌侧的薄片状撕脱骨折是最常见的近侧指间关节损伤之一（图 3.3），这种损伤是由于过伸暴力引起的，并常合并有关节的背侧脱位 [2]。出现小的骨折块意味着存在掌板中央部分从中节指骨基底部的撕脱伤。

因为中指的长度最长，所以中指最容易发生这种骨折。在打网球或篮球时经常发生这种骨折。由于常见的致伤机制的过伸暴力，所以常不伴有侧方副韧带的损伤，发生这种损伤关节仍是稳定的。这一点通过查体检查可以证实，就是在伸指状态下对侧方副韧带施加侧方应力。手指掌侧可出现瘀斑和肿胀，并且伸指时会感到不适。拍摄标准侧位片以排除关节是否存在松弛。

治　疗

这类损伤的预后一般会逐步变好，尤其是年轻人群易发生这种损伤。通常需要嘱咐患者温柔地活动手指。

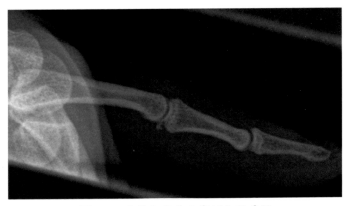

图 3.3　中节指骨基底掌侧撕脱骨折

重返体育训练

最好能在 1~2 周内避免体育活动，其后如无不适，可以恢复运动。再次参加运动时需要将患指贴附在临近手指上，这种处置方式应持续数周甚至更长时间。需要提醒患者的是，近侧指间关节对损伤的耐受性欠佳，患指会肿胀或僵硬数月时间。应及时将这类患者转诊至手外科专业医生，以防止持续的屈曲畸形的发生。

中节指骨基底掌侧骨折合并脱位

中节指骨基底掌侧骨折伴脱位相对常见（图 3.4A）。这种损伤存在一个公认的受伤机制 [2]，即手指的轴向损伤，例如像橄榄球一样的冲撞运动，或受到高速运动的板球和棒球的撞击。这种损伤是手指关节的严重损伤。

治　疗

缓解这类损伤症状的简便处理方法是牵引和屈曲患指，但其缺点是牵引和屈曲都不稳定。复位后，只要保持关节屈曲，损伤就不会加剧。这类损伤可以接受非手术治疗，通过在患指背侧佩戴伸直阻挡夹板（extension blocking splint）避免近侧指间关节完全伸直，疗程一般为 4~6 周 [4]。可以鼓励患者屈曲手指，最好有理疗师对患者开展的后续治疗进行指导。因为容易发生再次脱位，所以要密切观察病情变化，每周复查 X 线片，并嘱患者提高依从性。

另一种治疗方式是，经皮旋入一枚穿经近侧指间关节关节面的克氏针。应使用相对较细的克氏针（例如 1.0 mm），穿经关节面时关节尽可能伸直，以尽量减少屈曲挛缩，但还要留有适当的屈曲以保持骨折复位（图 3.4B）。术后 4 周，门诊复诊并拔出克氏针。

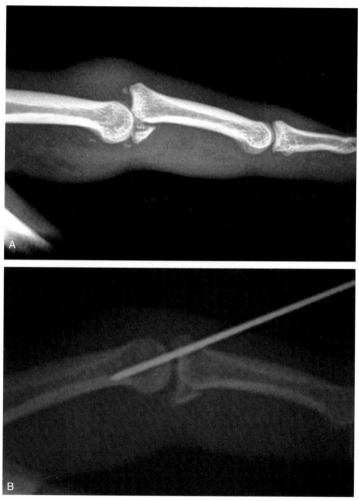

图 3.4　（A）中节指骨基底掌侧骨折。（B）关节脱位复位后，通过穿经关节名的克氏针维持复位

提倡用伸直阻挡型克氏针，这是因为其可以允许近侧指间关节适当屈曲。这种方法维持关节复位的可靠性较差，同时因为伸肌腱中央束被固定住，关节可以屈曲的程度也不明确。

无论采取何种治疗方式，都应该向患者强调，这种损伤的严重性，而且术后长时间内都可能存在关节僵硬的问题。

重返体育训练

这种损伤发生之后，应采取一段时间的保护性措施，才能考虑重返赛场。但如果患指症状缓解并且可以屈曲到指间能触碰手掌的程度，就可以考虑重新开始体育训练。但是伤后 6 周之内最好还是停止体育运动。伤后 2 个月内，需要将患者粘贴固定于临近的手指上。

2. 中节指骨基底背侧骨折

由于伸指装置中央束符丽于中节指骨基底部的背侧，所以这类骨折的发生是由于伸指装置中央束的撕脱伤引起的（图 3.5A）。

治　疗

如果撕脱骨折块很小且无移位，关节也无不稳，那么治疗方式与如前所述的伸指装置中央束损伤相同。

如果撕脱骨折块足够大，就可以采取经背侧入路的微型螺钉进行内固定手术[5]（图 3.5B）。术后数天就可以在医生指导下开始患指活动。

重返体育训练

指征同前，当患指恢复足够的屈曲活动度并且指间可以触碰到手掌时，就可以考虑重返赛场。伤后 2 个月内，需要将受伤的手指粘贴固定于临近的手指上。

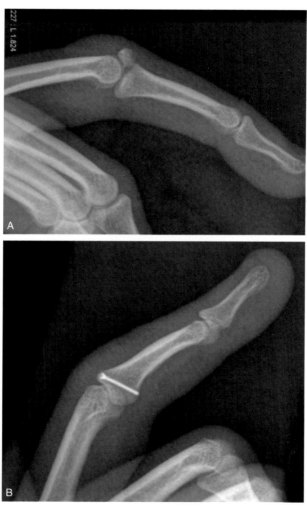

图 3.5　（A）伸指装置中央束的撕脱伤。（B）通过背侧入路的用螺钉内固定

3. Pilon 骨折

这些损伤可能发生在橄榄球等冲撞性运动中，在滑雪时受伤后也会出现。这些外伤可以产生压缩骨折，甚至是更严重的 Pilon 骨折。Pilon 骨折处理起来很棘手[6]。这种骨折首先累及关节面，导致关节面破裂，并且近侧指间关节对这类外伤的耐受性较差。

虽然有的关节可以重塑，有的患者本身对这种损伤的抵御能力较强，但是如果 Pilon 骨折不复位，患指常规出现疼痛、僵硬、关节肿胀、磨砂感等后遗症。

Pilon 骨折是手指在伸直状态下遭受轴向暴力而造成的，力量通过近节指骨头传至中节指骨基底的。骨折的形态也是多种多样的。

如果不形成中央骨折块的话，这种 Pilon 骨折通常会产生 T 形骨折（图 3.6）。如果有中央骨折块存在，就意味着合并有中央的压缩骨折（图 3.7）。

治 疗

粉碎性的 Pilon 骨折可以通过佩戴动力性外固定器材来治疗；这种外固定器可以实现非直接的皮牵引，同时也能满足手指的部分活动度。但是如果压缩的骨折块没有直接的软组织附着，就无法对其产生牵引作用。

如采取这种外固定的治疗手段，要求患者有足够的依从性；由于关节面无法完美复位，所以需要一定程度的关节重塑。

Pilon 骨折采取内固定手术的根本原因是需要达到精准的解剖复位，尤其要做到关节面的解剖复位，内固定也要足够牢靠以便尽早开展术后锻炼。这种手术技术难度较高，不适于骨科全科医生开展，但是手术效果可以使患者早日重返赛场。

重返体育训练

　　在开始治疗前一定要告知患者，这是一种严重的损伤，通常预后不佳。伤后的康复过程往往很漫长；内固定术后 8 周时，如果能够恢复良好的屈曲活动度，便可以考虑在患指临指固定的保护下重新开始体育训练。

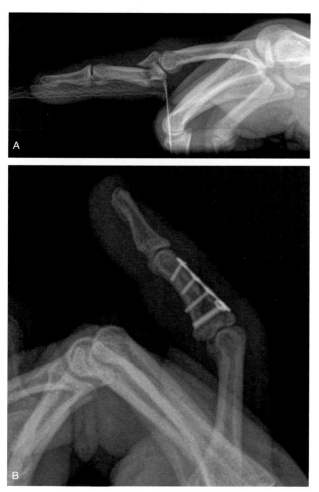

图 3.6　（A）中节指骨基底部 T 形骨折。（B）背侧接骨板内固定

近节指骨髁骨折

近节指骨髁的骨折较为常见。这种骨折可能是由于指骨受到轴向载荷导致关节倾斜、受到剪切应力或副韧带撕脱伤而引起。这种损伤常见于橄榄球运动员、足球守门员、板球运动员以及棒球运动员。指骨髁骨折中，骨折线倾斜走形时，骨折块稳定性最差（图3.8A）。

治 疗

如果骨折块没有移位，可以尝试非手术治疗，佩戴夹板3周，

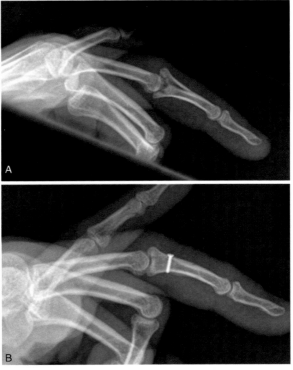

图 3.7 （A）中节指骨基底部的压缩骨折。（B）通过背侧入路的螺钉内固定

之后再将患指粘贴固定于临指 3 周。伤后必须每周随访并拍摄 X 线片，尽管如此，这一类型骨折仍有迟发型脱位的可能。针对儿童患者采取上述保守治疗方法往往能收获良好的效果，因为患儿骨膜较厚，所以骨折块较稳定，尽管这样也不能掉以轻心。

　　由于指骨髁骨折其固有的不稳定性，常常需要手术治疗[7]。骨折畸形愈合往往会导致手指畸形，并且关节面的不平整可能会引起晚期骨性关节炎的出现。如果指骨髁骨折存在明显的骨折块移位，就需要进行切开复位内固定手术。骨折移位时，非手术治

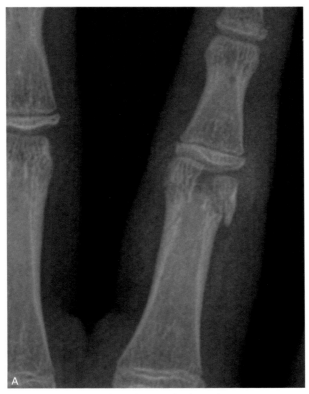

图 3.8　（A）不稳定型指骨髁骨折。（B）从外侧入路旋入螺钉的内固定手术

疗不可能获得较好的效果，开放手术是唯一的选择。

沿着手指长轴的高能暴力，可以导致双侧骨髁同时骨折。在这种情况下，关节面碎块会嵌入骨干，软骨下松质骨会压缩，使得骨折很难达到解剖复位。对这种病例，手术医生要做好充分准备，也要充分告知患者。

用一枚小螺钉可以简单并有效地固定骨折（图3.8B）。选择侧方入路可以完美地显露骨折块[7]。需要小心分辨并保护好连接在指骨髁骨折块上的侧方副韧带。手术中可以翻转指骨髁骨折块并清理骨折间隙（图3.9A），再进行骨折复位并内固定（图3.9B）。

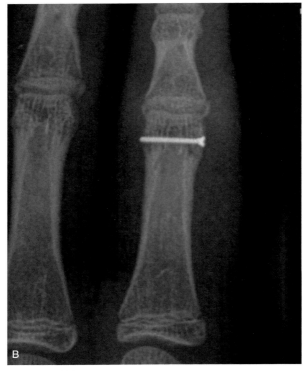

图 3.8（续）

如果骨折解剖复位，骨折块之间的嵌插和螺钉产生的加压作用可以提供足够的把持力，并达到旋转稳定性；通常情况下一枚螺钉就足够了。这种内固定方式足够坚固，术后如无不适，便可以早期进行主动功能锻炼。在手外科专业理疗师的监督下进行康复锻炼，可以将关节僵硬减低到最低程度。

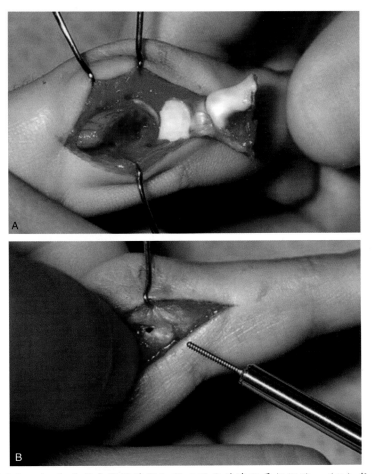

图 3.9　（A）手术中将指骨髁翻转以显露并清理骨折间隙。（B）复位骨折并进行内固定

手术时机

尽管伤后早期进行这种内固定手术比较容易，但是伤后推迟几天接受手术对预后并无太大影响。在通常情况下，这种骨折类型的患者总是伤后数周才就诊，一是由于患者疏忽，二是没有得到及时转诊。手术中精细解剖同时配合以副韧带的轻微牵引作用，即使是术后 8 周才进行手术，指骨髁状突骨折也可以治愈。延期手术的指骨髁骨折患者会发生受伤关节的僵硬，尤其是伤后 5 周才接受手术治疗的患者。延期手术的患者，术中往往由于骨折的畸形愈合需要进行骨髁间截骨，这对手术医生来说是一种巨大的挑战[8]。

重返体育训练

如果非手术治疗效果良好的话，可以考虑伤后 5 周重返赛场，但是仍需继续将患指粘贴固定于临指上。切开复位内固定术后的患者，当在患指屈曲时没有不适的情况下，才可考虑再次开展体育训练，但仍需继续对患指进行临指固定数月。

指骨颈骨折

近节指骨颈骨折或指骨髁下骨折并不常见，大部分患者都是儿童[9]。这类骨折有不稳定的趋势，如果指骨髁出现背侧移位并畸形愈合，那么向掌侧突出的骨折端就会阻挡指间关节的屈曲活动。由于骨膜的剥离导致骨折重塑不良。成人患者中会发生旋转畸形。

治　疗

如果骨折发生移位，可以进行简便的闭合手法复位，方法是屈曲近侧指间关节同时，复位者从掌侧按压近节指骨头。如果是数周之久的陈旧性损伤，可以从背侧向骨折间隙穿入一枚克氏针，通过撬拨作用使骨折复位。将单尖克氏针穿入指骨髁，再穿入指骨干的皮质骨。术后 2.5 周去除克氏针并开展功能锻炼。

晚期就诊病例

在很多情况下，这种骨折患者直到骨折已经愈合才来就诊。患者主诉患指近侧指间关节无法完全屈曲，这是由掌侧的骨性凸起与中节指骨基底部撞击引起的。可以通过外侧入路切除掌侧的骨性凸起来实现近侧指间关节的屈曲。

重返体育训练

这种指骨髁下骨折愈合迅速，伤后 5 周可以在患指临指胶带固定下重新开始体育训练。

总　结

能够导致近侧指间关节功能受损的损伤多种多样。近侧指间关节对创伤耐受性差，轻度外伤就可以导致其长时间功能障碍，并伴随僵硬以及伸直受限。及早地适当的健康咨询和治疗可以有效地改善预后并使患者尽早并安全的重返赛场。关节脱位常常合并骨折块的移位，尤其是当骨折线累及关节面时，这种情况需要手术来重新获得骨折块的稳定性。术后患指症状缓解、稳定并可活动时，就可以在支具保护下重新开始运动。

问题与答案

1. 近侧指间关节脱位后需要拍摄何种影像学摄片？

答：受伤关节的前后位片和标准侧位片。

2.骨折复位之后，关节仍存在轻微对合不良，这预示着什么？

答：这预示着软组织嵌顿于关节线内。在通常情况下，侧方副韧带会发生撕裂，一侧的指骨髁通过指装置中的一个裂缝疝出，这种情况需要手术探查。

3.指伸肌中央束损伤，如不处置会出现什么样的手指畸形？

答：纽扣状畸形（Boutonniere）。指伸肌中央束损伤是近侧指间关节的严重损伤，即便救治及时、正确，预后也不佳。

4.中节指骨基底掌侧骨折好发于哪个手指？如何治疗？

答：中节指骨基底掌侧骨折好发于中指，尤其是网球和篮球运动员。患指制动1~2周后，在临指固定下开展体育运动。

5.为什么大多数指骨髁骨折都需要手术治疗？

答：指骨髁骨折是一种不稳定性骨折。如果发生畸形愈合，就会发生手指关节的对合不良及畸形。通过外侧入路进行螺钉内固定可以收到良好的治疗效果。

参考文献

[1] Freiberg A, Pollard BA, MacDonald MR, et al. Management of proximal interphalangeal joint injuries.Hand Clin,2006,22:235–242.

[2] Merrell G, Slade JF. Dislocations and ligament injuries in the digits // Wolfe SW, Hotchkiss RN, Pedersen WC, et al. Green's operative hand surgery. 6th ed. Philadelphia: Elsevier Churchill Livingston,2011.

[3] Matev I. The boutonniere deformity. Hand,1969,1:90–95.

[4] Hamer DW, Quinton DN. Dorsal fracture subluxation of the proximal interphalangeal joint treated by extension block splintage. J Hand Surg, 1992,17B:586–590.

[5] Day CS, Stern PJ. Fractures of the metacarpals and phalanges//Wolfe SW, Hotchkiss RN, Pederson WC, et al.Green's operative hand surgery. 6th ed. Philadelphia: Elsevier Churchill Livingstone,2011.

[6] Liodaki E, Xing SG, Mailaender P, et al. Management of difficult intra-articular fractures or fracture dislocations of the proximal interphalangeal joint. J Hand Surg,2015,40E(1):16–23.

[7] Shewring DJ, Miller AC, Ghandour A. Condylar fractures of the proximal and middle phalanges. J Hand Surg,2015,40E(1):51–58.

[8] Teoh LC, Yong FC, Chong KC. Advancement osteotomy for correcting condylar malunion of the finger. J Hand Surg, 2002,26B:31–35.

[9] Newington DP, Craigen MA, Bennet GC. Children's proximal phalangeal neck fractures with 180 rotation deformity. J Hand Surg,1995,20B:353–356.

第 4 章

运动员指骨骨折

James Logan, David Warwick

学习关注点

- 关注点 1. 运动员指骨骨折的治疗目标：

    —预防关节僵硬。

    —恢复手指力线。

    —尽早恢复手指功能。

    —尽量减少并发症风险。

- 关注点 2. 高度怀疑指骨骨折

    —有时候看起来轻微的损伤就会造成骨折。

    —未移位的骨折也需要 X 线片助诊。

    —运动员有时不顾手指受伤仍坚持比赛。

    —及早、正确的治疗可以减少运动生涯的损失。

- 关注点 3. 可以接受的畸形：

    —短缩小于 6mm。

    —成角小于 15°。

    —无旋转移位。

J. Logan · D. Warwick (✉)
Department of Orthopaedics, University Hospital Southampton
NHS Foundation Trust, Southampton, UK
e-mail: James.logan@doctors.net.uk
http://www.handsurgery.co.uk

© Springer Nature Switzerland AG 2019
M. Hayton et al. (eds.), *Sports Injuries of the Hand and Wrist*,
In Clinical Practice,
https://doi.org/10.1007/978-3-030-02134-4_4

- 关注点 4. 早期的患指有限活动是关键：

  —夹板固定超过 3 周就会增加关节僵硬的风险。

  —轻微的活动（1.7mm）可以减少组织粘连。

  —掌指关节常常发生伸直僵硬，近侧指间关节常常发生屈曲僵硬。

  —每周随访并拍摄 X 线片以确保骨折无移位。

- 关注点 5. 所有治疗方式都有不良反应：

  —骨折对线问题。

  —骨折稳定性问题。

  —保护软组织。

- 关注点 6. 远节指骨骨折：

  —骨折造成锤状指畸形——佩戴夹板 6 周。

  —指深屈肌撕脱伤——指间无法屈曲，好发于左手环指——是一种严重损伤并需急诊手术。

  —发生甲下血肿时疼痛剧烈，需要进行血肿引流。

  —甲床损伤需要修复。

  —发生移位的累及关节面的骨折常常需要手术治疗。

- 关注点 7. 接骨板内固定的问题

  —软组织撕脱会影响愈合。

  —金属内植物突出。

  —感染风险。

  —骨折一期愈合比骨痂愈合好（骨痂愈合缓慢）。

  —需要经历二次手术（取出接骨板，粘连松解）。

  —X 线片难以判断骨折是否愈合。

引 言

指骨骨折是一种十分常见的运动损伤，可以由各种损伤机制引起，诸如摔倒或与其他运动员、球类和运动器械的冲撞。看起来轻微的外伤都会引起指骨骨折，所以这类骨折容易被忽视。大部分指骨骨折具有一定的稳定性，这是由于指骨骨膜完整、屈肌和伸肌腱鞘的夹板作用导致的。大部分指骨骨折制动 3~4 周即可痊愈。虽然各个运动员的需求不同，但大都能很快重返赛场。少部分指骨骨折存在不稳定性，治疗不当就会导致畸形愈合，并严重损害手部功能。更严重的是，如果骨折线累及关节面或使关节面不完整，会导致关节疼痛、僵硬甚至关节炎。

手外科医生面对的挑战是尽早发现潜在的复杂、不稳定性骨折，并防止骨折管理不当对运动员的表现和职业生涯产生潜在的有害影响。

治疗其他部位骨折的原则同样适用于指骨骨折。累及关节面的骨折在治疗时应做到解剖复位和坚强的固定（AO骨折内固定原则一书常使用"坚强的内固定"的说法），这样才能早期开展锻炼。未累及关节面的骨折，需要纠正长度、力线和旋转的畸形，以确保关节功能。治疗所有骨折都存在一对矛盾，这就是恢复机械稳定性和保护骨组织血供的矛盾，骨血供好，骨折就容易愈合。

手部与身体其他部位不同，其需要许多肌肉、肌腱、韧带之间相互协调运动，来完成各种动作。就是因为这个原因，手部才更容易产生瘢痕、粘连，进而导致僵硬和功能丧失。近节和中节指骨背侧的伸指装置更容易与指骨骨折发生粘连，尤其是采取接骨板内固定时。基于上述原因，对指骨骨折采取接骨板内固定要谨慎。因此，指骨骨折的治疗是一个折中方案，即用夹板固定，使其有足够的时间愈合，同时尽早开始活动，以防止关节僵硬。

运动员对手部功能要求较高，例如球类运动和航海类运动。在接诊这些患者时，医生会承受来自多方的压力，这种压力可能是来自运动员本人、教练、队友或经纪人，他们总是要求运动员在一定期限内康复。治疗方案需要更具体地针对运动员个人、运动项目、在赛场上的位置和赛季阶段，甚至对手也可能影响治疗方案的选择。

临床评估

完整的病史和损伤机制有助于预测骨折、不稳定性和畸形的类型。医生可以通过赛场视频录像来精确分析受伤的机制。一般来说，直接暴力会导致横向断裂，扭转暴力倾向于导致螺旋断裂，扭转联合轴向暴力会产生短的斜断裂。

体格检查应遵循"视、触、动"的原则，尤其要强调的是"视"。检查手指是否存在肿胀、变形和瘀斑。触诊时骨折处可以发现压痛，关节活动度也会减小。

仔细评估旋转畸形（图 4.1A，B）是非常重要的，因为发生旋转畸形后，手指修复能力非常有限，这种畸形也可能导致严重的残疾。

值得注意的是，小指的肿胀可以使其看起来存在旋转畸形的假象，如果忽略这一点会误导手术治疗[1]。

患者进行常规性 X 线平片检查，并且需要拍摄三个位置的 X 线片：前后位（anteroposterior AP），斜位（oblique）和侧位（lateral），这样可以确保螺旋形骨折不被遗漏。拍片时还需注意每个手指都要拍 X 线片，这是为骨折分型做准备。

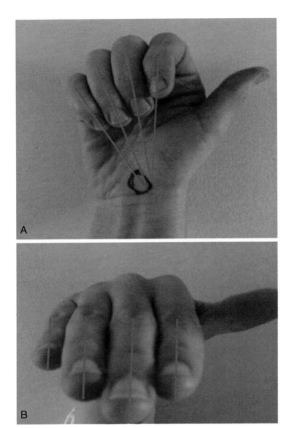

图 4.1 （A，B）正常旋转时，手指指向舟状骨结节，指甲应位于同一方向

开放性骨折

开放性骨折十分凶险，原因如下：

- 可能合并肌腱、神经、血管结构的损伤。

- 伤口污染严重并存在异物，这会导致感染、骨折不愈合以及关节强直。

- 高能暴力会损伤骨膜，进而影响骨折愈合。

医生要立即对伤口进行充分的清洗。尽量给予患处局部麻醉。开放性骨折必须通过夹板或手术的方式达到骨折的稳定性，这样才有助于早期功能锻炼。

非手术治疗

评估骨折的稳定性

治疗任何骨折的目的都是使骨折碎片保持满意的对位、对线，以促进愈合，并保持手指功能。手指骨折可以分为稳定性骨折和非稳定性骨折。稳定性骨折是指当手指活动时，骨折块不发生移位；不稳定性骨折是指当手指活动时骨折块移位。但是，区分骨折稳定与否不能"一刀切"。当骨折块复位并妥善夹板固定后，随着时间的推移，骨折越来越稳定。对于手指骨折来说，早期的活动对于避免关节僵硬来说至关重要。

夹板固定超过 3 周就会导致手部僵硬加剧。由于以上原因，我们应注意以下三种类型的骨折：

- 稳定性骨折伤后即刻开始活动。
- 潜在的不稳定性骨折制动 3 周就够了。
- 不稳定性骨折需要通过手术来恢复稳定性。

夹板固定

夹板固定有很多种类型，医生要根据骨折情况选取合适夹板：

- 用相邻手指固定：将患指固定于相邻手指上以获得支撑和保护。小指的中节指骨骨折时不应将其固定于环指上，因为环指屈曲时会使小指旋转。如果骨折呈单方向的斜行骨折，医生要小心地将其固定于相邻手指上，这样可以抵消而不会加剧骨折在该方向上的不稳定性。

- 背侧阻挡夹板：这种夹板适合于近节指骨基底的横行骨折。这种类型的骨折倾向于过伸畸形，所以用夹板使掌指关节维持在屈曲 90°的位置时，指伸肌可以使骨折复位。

- IPP（intrinsic plus splint）或爱丁堡体位夹板（Edinburgh position splint）：这种夹板用起来麻烦，但在进行全面的影像学检查前是一个安全的普适选择。爱丁堡体位是指伸腕 30°，掌指关节屈曲 70°~90°，指间关节伸直。在这个位置上，掌骨头部的凸轮形状使掌指关节处的侧副韧带处于伸展状态，防止了近侧指间关节处的掌侧板挛缩。这种体位也保留了关节活动度并减少了关节僵硬的风险。

- 专用的背侧或掌侧夹板：为了能够固定过多的关节，又能提供足够的稳定性，人们设计出一种从手指掌侧提供支撑的夹板。对于特殊类型的损伤，推荐使用这种特制夹板。

- 套管式夹板（Thimble splint）：这种夹板适用于大部分末节指骨骨折，其能够提供足够的支撑和稳定性。

手术治疗

当骨折不能在特定的时间内达到足够的稳定性并开始功能锻炼时，在这种情况下就需要手术干预。这种特定时间的限制有的不是因为疾病本身，如运动员需要在特定时间重返赛场；也有疾病本身的因素，如为了避免进展性的关节僵硬。

所有针对指骨骨折手术都需要在骨折复位、稳定性和软组织损伤之间权衡。

骨折闭合复位及经皮克氏针固定

经皮克氏针固定可以增加不稳定性骨折或潜在不稳定性骨折的稳定性，使其能够早期开展功能锻炼。这种固定方式最适用于横行骨折或短的斜行骨折，因为这两种骨折都不容易发生短缩移位。经皮克氏针固定与其他手术方式相比，可以最小限度地避免周围软组织损伤；尤其是对于需要完成精细动作的患者，他们需要更短的手术时间及更少的 X 线暴露。经皮穿刺的克氏针会增加感染的风险，也会影响佩戴夹板。克氏针不如其他内固定物坚强，如果患者遭受过屈暴力，克氏针会弯曲或松动。如果克氏针穿经伸直装置（这有时是不可避免的），也会影响其功能。增加克氏针的直径或改变固定方式都可以增加其固定强度。例如平行的多枚克氏针可以有效对抗扭转。在骨折处使用交叉克氏针十分不稳定，应尽量避免（图 4.2）。

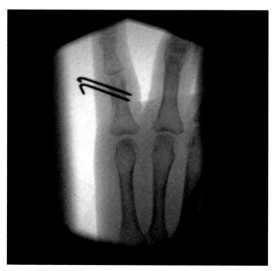

图 4.2　平行经皮克氏针固定术中透视图像

Eaton-Belsky 技术

这一技术对于固定横行骨折和短斜行骨折不但有效而且简便[2]。为了保持掌指关节的屈曲活动，并避免阻挡指伸肌腱，克氏针应在中线处穿过掌骨头，在掌指关节完全屈曲的情况下穿入近节指骨干。

手术医生应权衡各种利弊，有利的方面是获得骨折稳定性、不损伤伸肌腱、近侧指间关节可以早期屈曲活动等；有害的方面是指软骨损伤和关节内感染的风险（图 4.3）。

髓内克氏针

对于骨干中断或远端的骨折来说，将克氏针从近侧骨髁穿经骨髓腔直达指骨头髁下的皮质骨，这种做法可以很好地固定骨折（图 4.4）。

手术时间需要由手术医生视情况而定，手术结束时要再次评估骨折稳定性，这样才能早期开始主动活动。

如果患手活动得太早，有可能导致克氏针松动、复位丢失和

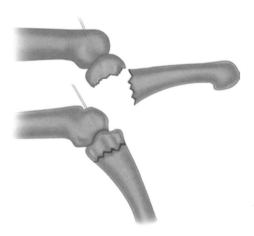

图 4.3　克氏针固定的 Eaton-Belsky 技术

感染；如果活动得太晚，就会出现关节僵硬。研究显示，如果制动持续 3 周以上，关节行动能力就会显著下降[3]。

骨折闭合复位经皮螺钉内固定

这一技术可以固定长斜行（指骨折线较长的斜行骨折）和螺旋骨折，而无阻挡肌腱活动和感染风险。该技术相较于接骨板内固定、经皮螺钉固定也无须开放手术，并避免了潜在的关节僵硬风险。与克氏针固定相比，经皮螺钉固定还能有效地对抗短缩应力。经皮螺钉固定也不会增加太多软组织损伤的风险。手术中通过轴向牵引患指来复位骨折，再用持骨钳维持复位。经侧方入路，并在术中透视监视下旋入直径 1.1~2mm 螺钉。至少需要旋入两枚螺钉以对抗旋转应力（图 4.5）。

当术后原有症状缓解就可以开展患指功能锻炼，并有希望早期重返赛场。

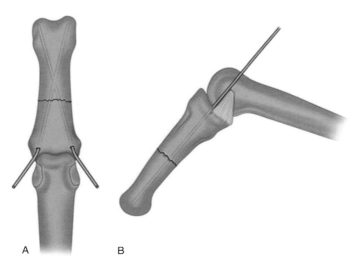

A　　　　B

图 4.4　指骨骨折的经骨髓腔克氏针固定

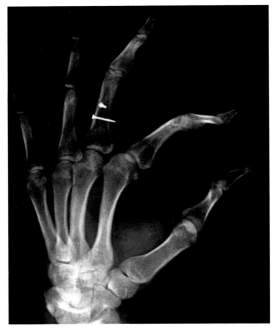

图 4.5　指骨短斜行骨折经皮螺钉内固定术后 X 线片

切开复位内固定

　　对于手指骨折来说，只有无法通过闭合复位以及经皮固定来恢复骨折稳定性的病例，才考虑切开复位内固定手术。为了避免术后患指僵硬，手术应采取小切口并妥善保护软组织。手术中可以允许残留部分骨折移位，以避免形成过多瘢痕。必须进行坚强内固定。如果内固定强度不足，术后需额外使用夹板；这种情况比不做手术预后还差，因为骨折处、肌腱以及金属内植物指间会发生粘连。

　　显露指骨经常需要双侧入路。

　　● 背侧入路需要分离指伸肌腱。必须尽量减少骨膜剥离以避免明显的指背侧粘连。

● 侧方入路是指当手指完全弯曲时，皮肤皱褶的背侧端连接成的一条直线。行侧方入路时，容易损伤手指的血管神经束，但是可以避免对伸指装置的骚扰。

当骨折完美复位后，手术医生应根据骨折的具体情况选取合适的接骨板。放置内植物应遵循长骨固定的生物力学原则，但手指与身体其他部分相比有很大不同，因为手指的软组织可以为"指骨 – 内植物"复合体提供额外的稳定性。事实上，有学者研究证明 [4]，手指软组织可以增加侧方接骨板的稳定性，最多增加至原有强度的 163%，这也说明侧方接骨板的稳定性可能等同于背侧接骨板，而且侧方接骨板还将对伸指装置的损伤降至最低。

指骨骨折的切开复位内固定手术对运动员及其团队来说是一个非常诱人的治疗选择，因为能达到解剖复位、内固定坚固以及早期重返赛场都是可能实现的。但是该手术的并发症发生率高达 50%[5]，并且临床预后常常不满意。术后手指关节僵硬是最常见的并发症，有 90% 的患者术后无法恢复正常的手指活动度 [6]。与普遍的看法相反，解剖复位和坚强地内固定实际上会增加骨折愈合的时间，因为骨折一期愈合要优于骨痂愈合。另外很难从 X 线片上判断指骨骨折是否痊愈。

特殊类型的骨折

远节指骨干骨折

末节指骨骨折通常是由于挤压伤造成的，如手指尖被带钉子的足球靴踩踏、运动员与球类或另一名运动员发生碰撞。这种骨折常伴有甲床损伤以及甲下血肿。急诊行甲下血肿引流可以有效缓解疼痛。甲床撕裂伤需在显微镜下仔细修复，以免出现术后指甲畸形。远节指骨骨折可以用管状夹板固定数周，使症状缓解。

这种骨折引起手指僵硬的不多。如果骨折移位引起甲床损伤，则应复位骨折并用克氏针固定。手术应尽可能避免克氏针穿经远侧指间关节。在大多数情况下，患者的指甲板都能对远节指骨起到良好的固定作用，可以使用简单的夹板，使患者无不适为原则。运动员远节指骨骨折，只要症状缓解就能重返赛场。

近节和中节指骨的横行骨折

由于手部肌肉和指伸肌腱中央束的解剖结构特点，指骨干的横行骨折移位情况是可以预测的（图 4.6）。

当骨折向背侧成角超过 15°~20°，会打破伸肌和屈肌的平衡，会导致手指活动受限。

对于指骨骨折有移位的患者，建议医生在局麻下进行闭合复位。如果手法复位后骨折出现潜在的不稳定性，需要佩戴夹板以策安全。如果骨折对线不良就意味着需要手术治疗。

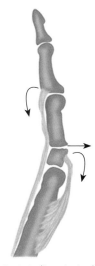

图 4.6 近节指骨干骨折时典型向掌侧成角畸形。伸肌腱牵拉远折端向背侧移位

如果骨折恢复稳定，则患者可以在夹板妥善保护下，转移至手外科理疗师的指导下开展早期功能锻炼。何时才能重返赛场要根据手的功能需求而定，而不能以康复时间为根据，需要综合考虑指骨骨折的类型、X 线片是否出现骨折愈合的表现、症状是否缓解等因素。依据比赛场地和选手所处位置等因素，可能需要运动员比赛期间全程佩戴夹板。

虽然产生畸形的机制相同，但中节指骨的畸形有时不好预测（图 4.7）。

斜形、螺旋形和粉碎性骨折

这类骨折通常不稳定。尽管引起损伤的往往是高能暴力，但有时骨折未发生移位，这种情况可以通过正确的康复来达到良好的治疗效果，而不需要手术治疗。但是大部分这种骨折都不稳定，尽管伤后早期复位并给予夹板固定，骨折还是会发生移位。在这种情况下就要考虑手术治疗了。

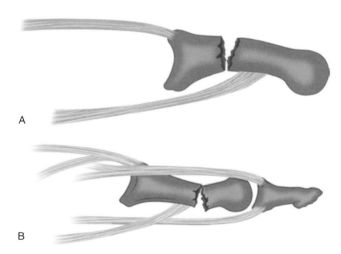

图 4.7 （A，B）中节指骨的骨折可以向掌侧或背侧成角，这取决于骨折线位置与指浅屈肌符丽点的关系

年轻运动员的指骨骨折

在儿童所有因球类运动而造成的损伤中，指骨骨折占比高达 20%[7]。由于年轻人的活动力强，他们身上会出现种种特殊类型的骨折。总体而言，儿童指骨骨折可被分为 3 组。

- 骨骺骨折。
- 骨骺旁骨折。
- 骨干的、干骺端的、骨髁的骨折（也可见于成年运动员）（图 4.8）。

西摩（Seymour）骨折

西摩骨折是指远节指骨基底部骨骺旁、关节外的骨折。远节指骨呈屈曲状，因此畸形常被称为假性锤状指损伤（pseudo-mallet injury）。这种骨折经常出现累及甲床的撕裂伤，所以这种骨折常呈开放性，并且需要给予清创或抗生素治疗。指甲板的插入可以妨碍骨折的闭合复位，复位时需要处理出骨折处指甲。佩戴锤状

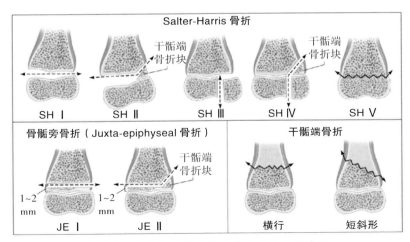

图 4.8 生长期指骨骨折与骨骺关系的示意图

指夹板 3 周就能使骨折痊愈。

指骨颈骨折

这类骨折常见于年龄小于 10 岁的儿童。骨折可以分为 3 组：第 1 组，骨折无移位，简单夹板固定 4 周即可；第 2 组，骨折移位，但是部分骨质仍有连接，这组骨折可以通过切开或闭合的方式进行复位，并用克氏针固定；第 3 组，骨折端完全分离，需要切开复位并用克氏针固定。因为指骨颈血供不足，所有上述骨折类型都易发生骨折不愈合。因此，与通常的儿童指骨骨折克氏针固定 3 周不同，这类骨折需要固定 4 周。

指骨基底骨折

第五近节指骨基底骨折比较常见，而且经常是临近骨骺的骨折或 Salter-Harris 2 型骨折。这种骨折造成的手部畸形就像钢琴师为了弹奏八度音阶而要用手指努力够到一个较远的琴键一样。可以在松质骨中寻找支点，使用撬拨技术进行骨折复位。很少需要用克氏针来固定骨折，大部分情况下只需佩戴夹板 3 周即可。

康　复

指骨骨折无论是否手术治疗都要制定专业化、个体化的康复计划，并由多学科（multidisciplinary）协同实施。治疗团队需包含手术医生、内科医生、理疗师、手外科康复师、运动员的教练等。为了达到理想的治疗效果，充分的沟通很关键，有时医生的康复方案要在骨折畸形愈合和关节僵硬之间取得平衡。

术后如何开始患指活动取决于骨折的形态、固定方式以及软组织损伤的情况。早期活动有助于瘢痕组织的重塑，但同时也会使不稳定的骨折再次移位。骨骼、软组织以及瘢痕之间的关系决定创伤的预后。所以，手术医生和理疗师应该就术中所见进行充分交流。有时甚至理疗师也加入手术，以协助手术医生达到骨折稳定性最大化。理疗师最少要熟悉手术记录和围手术期 X 线片。

需要严密观察术后早期患指活动。肌腱非常微小的活动，比如 1.7mm 的滑动，都能够减少粘连的发生；患者可以活动相邻关节使肌腱发生微动，例如活动腕关节或其他手指 [8]。各个治疗阶段之间佩戴坚固的夹板，可以有效避免患指不当活动伤及潜在不稳定性骨折，也可以防止软组织挛缩。热塑性夹板是一种可定制的个性化矫形器，可以满足运动员的各种需求。

关注远侧和近侧指间关节

如果近节或中节指骨遭受手术创伤后，在固定手指的同时要注意远侧指间关节的被动活动，以保证伸肌腱侧束充足的活动度，否则，伸肌腱侧束会被固定在骨折处或者被内固定装置阻碍，导致远侧指间关节僵硬持续发展。尽管骨折位于更近侧，但依然会出现远侧指间关节的僵硬。

近侧指间关节本身更易于发生关节僵硬的，典型的表现为屈曲挛缩。康复计划应考虑到骨折稳定性和固定技术要求的限制，并鼓励近侧指间关节的被动和主动活动。

手关节僵硬时的治疗方案

传统的治疗方式无法缓解手部僵硬，可以尝试使用动力性夹板或多节铸型的夹板。对于顽固性手指僵硬的病例，可以手术进行肌腱松解并开展积极的术后早期活动，以避免再次粘连，这样可以收获令患者满意的疗效。

重返体育赛场

受伤之后，运动员和教练员常受限有这样的疑问："他什么时候能恢复训练或比赛？" 但目前尚并不存在公认的标准，何时恢复运动要考虑包括损伤以及运动员特点的多种因素，并且必须在多学科协作下（MTD）制定恢复比赛的标准。过早恢复比赛也有其固有的风险。

需要着重关注以下几点：

- 骨折的类型。
- 治疗方案。
- 运动员的从事的运动类型、在场上的位置以及比赛方式。
- 比赛中是否可以使用保护夹板；因此裁判和教练可能会参与这个决策过程。
- 比赛在本赛季中的位置，以及接下来还有什么比赛。
- 运动员所处的职业阶段。

总　结

运动员发生指骨骨折很常见，骨折可能表现为多种形式。大部分骨折稳定，并且仅需夹板固定就能痊愈，也能继续训练或比赛。切开复位内固定可以做到解剖复位，并能提供坚强的固定，这对运动员来说很有吸引力。但是手术中对软组织的损伤会导致关节僵硬并延迟愈合，这对最终结局是不利的。接骨板内固定仅适于无法闭合复位的运动员。所有治疗方案都充满着妥协，所以需要以运动员为中心，多学科协商制定治疗方案。充分沟通才能取得良好的疗效。

问题与答案

1. 治疗指骨骨折的关键目标是什么？

答：避免关节僵硬，保证骨折对线，早期恢复关节功能，减少并发症的发生。

2. 什么类型的畸形是不可接受的？

答：旋转畸形。

3. 手部固定的安全期是多久？

答：少于 3 周。

4. 什么是手部固定的优势体位？

答：腕关节背伸 30°，掌指关节屈曲 70°~90°，指间关节伸直。

5. 导致近节指骨骨折掌凸畸形的解剖特点是什么？

答：伸肌腱的中央束。

6. 指骨骨折接受切开复位内固定手术的患者中，恢复正常的手指活动度的比例有多少？

答：10%。

7. 指骨骨折的运动员何时能重返赛场？

答：这取决于骨折的类型、治疗方案、患者症状、运动类型、在场上的位置、运动员自身情况以及比赛的时间。

参考文献

[1] Smith NC, Moncrieff NJ, Hartnell N, et al. Pseudorotation of the little finger metacarpal. J Hand Surg Br,2003,28(5):395–398. https://doi.org/10.1016/S0266–7681(03)00144–X.

[2] Belsky MR, Eaton RG, Lane LB. Closed reduction and internal fixation of proximal phalangeal fractures. J Hand Surg Am, 1984,9(5):725–729.

[3] Weiss AP, Hastings H. Distal unicondylar fractures of the proximal phalanx. J Hand Surg Am,1993,18(4):594–599. https://doi. org/10. 1016/0363–

5023(93)90297–G.

[4] Ouellette EA, Freeland AE. Use of the minicondylar plate in metacarpal and phalangeal fractures. Clin Orthop Relat Res, 1996,327:38–46.

[5] Kurzen P, Fusetti C, Bonaccio M, et al. Complications after plate fixation of phalangeal fractures. J Trauma,2006,60(4):841–843. https://doi.org/10.1097/01.ta.0000214887.31745.c4.

[6] Page SM, Stern PJ. Complications and range of motion following plate fixation of metacarpal and phalangeal fractures. J Hand Surg Am,1998,23(5):827–832. https://doi.org/10.1016/S0363–5023(98)80157–3.

[7] Leininger RE, Knox CL, Comstock RD. Epidemiology of 1.6 million pediatric soccer-related injuries presenting to US emergency departments from 1990 to 2003. Am J Sports Med, 2007,35(2):288–293. https://doi.org/10.1177/0363546506294060.

[8] Freeland AE, Orbay JL. Extraarticular hand fractures in adults: a review of new developments. Clin Orthop Relat Res,2006,445:133–145. https://doi.org/10.1097/01.blo.0000205888.04200.c5.

第 5 章

攀登者手部滑车损伤

François Moutet, M. Bouyer, Denis Corcella,
Alexandra Forli, Alessandro Semere

学习关注点

- 诊断手部滑车损伤往往很直观，就是看患者有没有典型的病史以及患指屈曲抗阻是否为阳性。
- CT、MRI 或者超声检查都可以帮助确定诊断，也可以确定损伤程度。推荐使用超声检查。
- 滑车的部分损伤可以用热塑夹板治疗。
- 滑车完全损伤最好用移植伸肌支持带的方式重建。

引　言

　　攀岩是在不同的自然或人工山体上进行的一项攀爬活动，需要技巧、力量和灵活性。攀登者在天然的巨石、人造建筑物和训练墙（表 5.1）上进行手脚并用式的攀爬，这可能导致手部轻微创伤和劳损。有超过 60% 的手指滑车损伤发生在室内攀岩训练时[1]。

F. Moutet (✉) · M. Bouyer · D. Corcella · A. Forli · A. Semere
Clinique de Chirurgie Réparatrice de la Main et des Brûlés SOS
Main Grenoble, CHU de Grenoble Hôpital A. Michalon,
Grenoble, France
e-mail: fmoutet@chu-grenoble.fr

© Springer Nature Switzerland AG 2019
M. Hayton et al. (eds.), *Sports Injuries of the Hand and Wrist*,
In Clinical Practice,
https://doi.org/10.1007/978-3-030-02134-4_5

攀岩选手有三种常见的抓握方式：紧握（hook grip）、开握（open or "slope" grip）以及抠握（cling or "crimp" grip）（图 5.1A-C）。抠握会引起 A2 滑车的损伤，其中环指多见（占 75%），也可能引起 A3 和 A4 滑车的损伤。依据临床经验，还没有发现孤立的 A3 损伤。损伤也会累及中指，因为其常常要与环指一起参与用力的握持动作[2]。

攀爬的难易程度有两种评分系统。第一种是法式分级，难度从 1 级到 9 级，下分"a、b、c"三个亚分类，并用"+"或"-"号标记。第二种是国际攀岩与登上联盟分级法（Union Internationale desAssociations d'Alpinisme - UIAA），难度从 1~11 级，如有需要可以标记"+"或"-"号（表 5.2）。攀岩难度的最高等级是法式 9c 级和 UIAA 11+ 级。

表 5.1　关于攀岩的名词

一次通过	没有准备，第一次尝试就通过
努力后通过	经过数次尝试才通过
支点	一种大型的、用于手部抓持的支点
巨石	攀登者在没有任何保护措施的情况下进行攀登的立面
悬吊	在悬吊练习中保持一个姿势，或攀爬者只用一只手从一个悬吊点移动到另一个悬吊点
分级	区分不同攀爬路径的难易程度
跃升	一种到达远距离悬吊点的快速跃起动作，在这一过程中，攀爬者的手或脚已经离开所攀爬的立面
不用脚的攀爬	攀爬过程中只用双手完成
条带训练板	在特殊动作时起辅助作用的木板，用于训练手指力量
开握	人造攀爬立面中一种圆形的手部抓持物
小型的边角	攀爬中小的可供手抓持的边角或棱

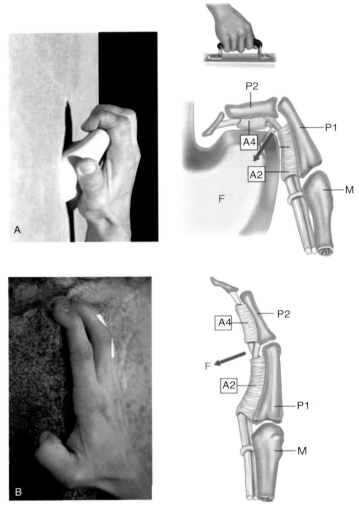

图 5.1 攀岩者的不同手法。（A）"紧握"：就像紧握手提箱把手一样。这种手法常用于较大的可抓持物，但并不常出现在高难度的攀爬训练中。在紧握状态下，应力可以相对均匀地分散在所有屈肌腱鞘上。（B）"开握"：这种手法适用于较小的可抓持物，也常常出现于高难度的攀爬训练中，但是其抓持力量不及"紧握"。在开握状态下，应力也可以相对均匀地分散在所有屈肌腱鞘上。当对手指尖施加 99N 的力量时，传递到 A4 滑车的力量时 56.8N，而 A2 滑车仅受 6.5N 的力[2]

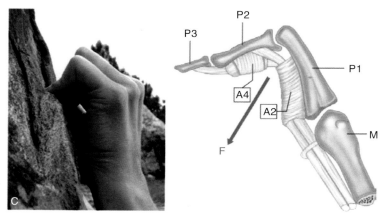

图 5.1（续） （C）"抠握"：这种握持方式适用于抓持一个很窄的边缘（tiny handholds），并且在攀岩运动中十分常见。不幸的是，使用这种握持方式时，大部分应力都作用于 A2 滑车（可以高达 200N），而且手指关节很容易损伤。攀登者的体重以及用几根手指进行握持都是决定是否发生完全损伤的重要因素。所有病例中，滑车损伤是一个类型的，这就是当近侧指间关节处于屈曲位时，远侧指间关节突然地、暴力性的伸展。例如对指尖施加 99N 的力量，A4 滑车受力达到 178.4N，A2 滑车高达 209.2N[2]

解 剖

指屈肌腱鞘及其对屈肌腱功能的辅助作用最早是莱昂纳多·达·芬奇（Leonardo Da Vinci）于 15 世纪发现的，并且在 16 世纪，维萨里厄斯（Vesalius）也在其著作《人体构造七书》（*De humani coporis fabrica libri septem*）中提及相关内容。

现代学者 Doyle 和 Blythe[3] 观察了手部的环形滑车结构，A1 滑车至 A5 滑车；这些滑车是由指骨掌侧的环形纤维构成的；同时还有三个呈交叉形的滑车，C1 滑车至 C3 滑车，交叉滑车位于指间关节水平（图 5.2）。文丘拉血管（Vincula vessels）提供屈肌腱营养，其通过屈肌腱和滑车纤维的交汇处横向穿入屈肌腱鞘。

表 5.2 不同的攀岩难易程度分级

FRA	UIAA	公制分级系统
1	1	1
2	2	2
3	3	3
4	4	4
	5−	4.7
5a	5	5
5b	5+	5.3
5c	6−	5.7
6a	6	6
6a+	6+	6.3
6b	7−	6.7
6b+	7	7
6c	7+	7.3
6c+	8−	7.7
7a	8	8
7a+	8+	8.3
7b		
7b+	9−	8.7
7c	9	9
7c+		
8a	9+	9.3
8a+	10−	9.7
8b	10	10
8b+	10+	10.3
8c	11−	10.7
8c+		
9a	11	11
9a+	11+	11.3
9b		
9b+		

FRA：法国分级系统（French ranking system）；UIAA：国际分级系统（the international rankingsystem）。公制分级系统（The metric system）由学者提出[4]，其优点在于可以进行比较和统计学分析

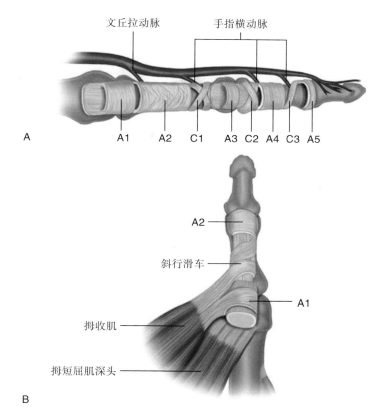

文丘拉动脉　　　手指横动脉

A

A1　A2　C1　A3 C2 A4 C3 A5

A2

斜行滑车

A1

拇收肌

拇短屈肌深头

B

图 5.2　指屈肌腱腱鞘解剖。（A）强韧的环状滑车有 A1、A2、A3、A4 和 A5，薄弱的交叉状滑车有 C1、C2 和 C3。A1 滑车和 A2 滑车之间被一较窄的间隙隔开。（B）在拇指解剖上，只找到两个环形滑车（A1 和 A2），这两个滑车指间由斜行滑车相连

　　整个滑车系统从最近端的 A1 滑车开始；A1 滑车长 10mm，起自掌指关节线近侧 5mm 处；A1 滑车两侧与掌指关节的掌板相连。接下来是 A2 滑车，其长度为 20mm，起自 A1 滑车以远 2mm 处；A2 滑车跨度为近节指骨。A1 滑车和 A2 滑车指间的距离参数尚存争议。有报道指出，有 80% 的人 A1 滑车和 A2 滑车间隔 1~3mm[5]。A3 滑车长约 3mm，其位于近侧指间关节的掌侧；有

90% 的人出现 A3 滑车，并且其背侧面与近侧指间关节掌板紧密相连。A4 滑车，其长度为 12mm，跨度为中节指骨。A2 滑车和 A4 滑车形态更宽也更厚，其临床作用更加重要。最远端是 A5 滑车，其厚度较薄且宽度也很窄，其通过深面与远侧指间关节掌板连接。普遍认为，80% 的人存在 A5 滑车。

交叉滑车形态和位置变异很大，有时仅存在一束窄的斜行纤维，这一现象在 A4 滑车远端的 C3 滑车表现得尤为明显。在远侧指间关节以远没有滑车。

除了这些容易辨别的滑车之外，掌腱膜远端横纤维也呈现出环状结构 [6]。这些环形纤维也被称作 A0 滑车，其位于屈肌腱鞘近侧开口近端 1~3mm 处。A0 滑车深面与腕骨间韧带相连。

拇指上有着相似的滑车系统，其中 A1 滑车位于掌指关节水平，A2 滑车位于指间关节水平。另外还有一个较宽的斜行滑车跨过近节指骨，走行方向是由近端内侧至远端外侧（图 5.2B）。

生物力学

由指屈肌产生并作用于手指的力量，在静息时为 34N，而在握持时可达 63N。但有研究显示，使滑车撕裂的张力阈值是：A1滑车 310N，A2 滑车 407N，A4 滑车 210N[7]。

劳损经常是由于高强度训练时，手指肌腱的反复、微小的创伤性载荷引起的。笔者认为，高强度训练是指一天攀爬超过 3h，一周超过 4d。

病理改变

滑车撕裂伤常见于现代攀岩运动，但也可见于其他运动，如橄榄球、柔道和摩托车比赛[8]。

滑车撕裂常见于手指屈曲位时遭受突然的巨大暴力。这种损伤可以发生在任何手指或滑车上，据统计，在 75% 的损伤病例中，存在环指 A2 滑车的损伤[9]。这类损伤患者常常病史明确，并有典型的体征。患者常主诉有"抠握"时，患手承受了静态的偏心应力；患者的手会突然出现疼痛，有时会听到"崩断（snap）"异响。这种异响有时声音很大，就连距离患者几米远的同伴也会听见。伤者如果无法再进行攀爬，就意味着滑车存在完全损伤。滑车损伤的诊断在受伤当时就能确定。

临床体格检查应遵常规进行。检查手指掌侧有无可见的瘀斑和肿胀；局部触诊可以发现损伤处有压痛或触痛。体格检查必须将抗阻、被动伸指和触诊相结合。疼痛症状常在屈曲抗阻时引起。根据笔者的经验，最可靠的体征是出现"弓弦征（bowstringing phenomenon）"，在让患者做主动"抠握"动作时就会出现。出现弓弦征的机制是当滑车完全撕裂，屈曲手指时屈肌腱就无法被约束在靠近指骨的位置，屈肌腱与弯曲的手指骨骼形成"弓"一样的形态（图 5.3A）。离开手指骨骼并向掌侧移位的屈肌腱则会位于皮下，很容易触摸到。

对于 A2 或 A4 滑车撕裂来说，如果出现"弓弦征"就意味着损伤很严重；检查可以触及位于皮下的肌腱（图 5.3B）。

也可以通过进一步的影像学证据来确定诊断（表 5.3）。如果 A2 滑车和 A4 滑车完全损伤，那么手指将无法完全屈曲。

根据笔者的经验，手指滑车的损伤倾向于发生在高强度攀岩训练期，例如在不同的攀岩路线上进行重复的高强度的训练。每次攀爬指间的休息时间短暂，就会积聚很大的应力。这就加剧了由同一手指的稳定结构所承受的应变和载荷。笔者认为反复的尝试不同的高难度攀爬路线导致了相应手部滑车的撕裂。

　　笔者也发现训练阶段也会出现大量损伤病例，因为训练也是重复的、高强度的攀爬。特殊的是，在训练期间攀岩者大多仅仅依靠手部的力量进行攀爬，很少使用足部来通过障碍。攀岩者从一个抓持点跃至另一个抓持点时，往往是使尽浑身解数，这样就造成了手部滑车的突然的、剧烈的受力情况，也导致了滑车容易损伤。笔者总是提醒攀岩运动员在开始高强度训练之前要充分热

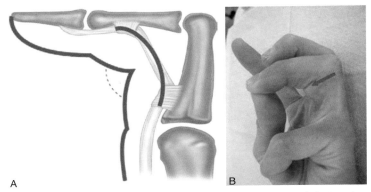

A　　　　　　　　　　　　　　　　　　　　B

图 5.3　临床上的弓弦现象。（A）失去了 A2 滑车和 A3 滑车的约束，弓弦现象很明显。当强力屈曲手指时，屈肌腱离开原有的靠近指骨的位置，并移动至掌侧皮下。（B）可以观察或触及弓弦征

表 5.3　关于弓弦征的治疗流程

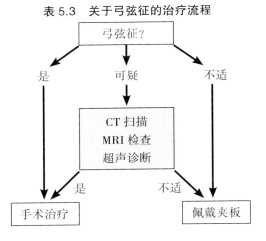

身，以减少手部滑车撕裂的风险。

滑车撕裂伤常表现为急性疼痛和手部功能障碍，但也有一些患者表现为隐匿性的侧方疼痛、屈指乏力，手指肿胀也是伤后数天才出现。如果怀疑存在滑车损伤，运动员应停止攀爬以免损伤扩大。可以给予以下一些简单急救措施，如冰敷并抬高患指可以缓解疼痛和肿胀，并且立即转诊至专业的手外科医生。

确　诊

临床表现以及弓弦征（较长的指屈肌腱位于皮下）可以高度提示可能存在手部滑车损伤，这有时也不需要更多的影像学摄片就能确定诊断。但是笔者发现，影像学检查可以提供损伤的可视化证据并且也可以用来评估损伤的程度。医生可以采用计算机辅助体层成像（CT 扫描）[10]、核磁共振成像（MRI）[11] 或者超声检查（US）[12]。每种成像方式都可以显示肌腱像掌侧移位的量（图 5.4）。进行影像学检查时，应使患者呈屈曲位并对指尖施加一定的应力。

CT 扫描是一种廉价且易获得的检查方式，但存在较高剂量的电离辐射。MRI 不存在电离辐射的风险，也能很好的显示病变的形态。根据笔者的经验，超声检查是金标准；因为超声检查是动态的，可以看到随着指尖应力的增加，弓弦征就越发明显；超声检查也可以对邻指进行检查，并将数据作为测量患者肌腱移位的基准；如果是多发滑车损伤的病例，超声检查也能便捷地对多个手指进行检查。超声检查对于患者来说是容易接受的，甚至可以在水下进行超声检查。由于在水下进行超声检查避免了超声探头对肌腱的压迫，因此可以提供更好的成像质量。

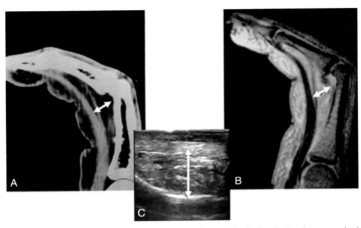

图 5.4　弓弦征的影像学表现。（A）手呈"抠握"体位时，CT 扫描显示的弓弦现象（白箭头）。（B）MRI 显示的屈肌腱的弓弦现象（白箭头）。（C）超声检查：检查中诱发弓弦现象（白箭头）

治 疗

　　研究显示早期治疗可以在一定程度上改善预后[13]。滑车部分损伤是指滑车处疼痛、肿胀，但临床查体和影像学检查均未见弓弦征。这种部分滑车损伤可以进行保守治疗，伤后数天内开始佩戴环形热塑夹板（图 5.5）。

　　夹板的作用是通过防止滑车系统从其背侧的纤维骨性基底发生弯曲，从而促进屈肌腱鞘沿着其解剖足迹愈合。超声及其他外部刺激辅助理疗可促进创面愈合。需要配搭坚强的环形夹板 45d。必须完全停止手指活动，以便滑车能够正常愈合。患指也不能负重。必须完全停止攀爬训练，这也是顶级运动员所无法接受的，这就需要反复与患者沟通！笔者建议在 3~4 个月内逐步恢复攀岩，并在训练中密切观察有无患处疼痛。

　　如果临床查体和影像学检查都发现手指弓弦征，就意味着发

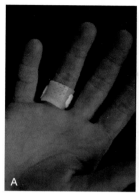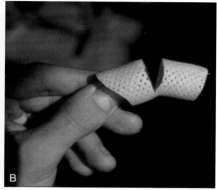

图 5.5 保守治疗。（A）A2 滑车损伤使用坚强环状热塑夹板固定。（B）A2、A3 滑车损伤合并 A4 滑车部分损伤患者使用坚强环状热塑夹板固定

生了滑车的完全性损伤，在这种情况下医生就应考虑进行手术探查。弓弦征也不是手术的绝对指征，必须考虑到攀岩者的情况和依从性。手术的目的是使患者术后 6 个月内恢复手指功能，并提高患者对术后康复计划的依从性。

手术技术

手术过程要重建滑车的环状结构，以使手指屈曲时，屈肌腱被约束在靠近指骨的位置。这种手术通常可以在日间手术室完成，可以全麻或局麻。该手术也能在完全清醒的局部麻醉且不上止血带（WALANT 技术）的情况下进行；这样可以使患者在术中活动患指，以便准确评估滑车修复的紧张程度。

通过 Bruner 切口，只要翻开皮瓣就能立即看到滑车。在术者肉眼直视下及术中活动手指时评估滑车损伤的严重程度。切除损伤的滑车，从 Lister 4 区 [14] 取自体伸肌支持带，移植并重建滑车（图 5.6）。

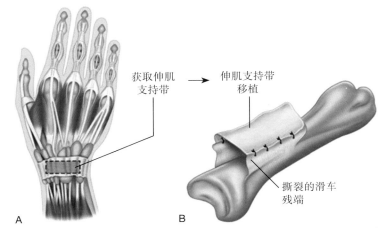

获取伸肌
支持带

→

伸肌支持带
移植

撕裂的滑车
残端

A   B

图 5.6　手术治疗。（A）根据 Lister 的方法，从 4 区取自体伸肌支持带，并用其重建损伤的滑车。（B）自体腱性组织固定于指骨一侧，损伤的滑车残端上。保持支持带滑膜一侧与屈肌腱接触

　　如果滑车损伤较多的话，单独取一处伸肌支持带明显不够用，所以想办法多取组织供重建之用。可以取掌长肌腱或其他就近的材料，以满足重建手术的需要[4]。手术后要将腕关节、掌指关节坚强地固定于屈曲位长达 45d（图 5.7）。术后数天就开始每天都要进行康复训练，该过程要在专业的手外科康复师指导下进行。术后康复刚开始要预防水肿、消除疼痛、抗炎以及拉伸训练。

　　术后 45d 之后，去除长夹板，更换坚固的环状热塑夹板固定于手术修复处，再持续 45d。接下来的康复计划同非手术治疗一致。

　　也就是说 3 个月内，禁止患指在屈曲时负重，包括攀爬或力量训练。3 个月后才有可能逐步恢复攀岩运动，但还需注意其他问题：身体充足的水化、练习伸展运动和运动前热身。攀岩者通常使用的手指捆扎方法被认为是一种减轻压力的方法，但在笔者的经验中对滑车没有保护效果，最多是起到心理安慰的作用[15,16]。

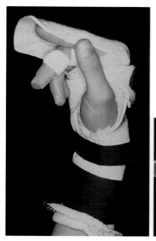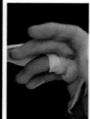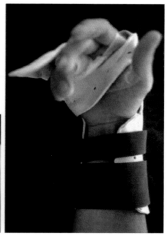

图 5.7　术后夹板固定。术后第 1 个 45d，用长夹板将腕关节固定于 30°~40°位置，掌指关节固定于 80°。可以允许患指在无张力的情况轻柔的开始主动、被动活动。重建的滑车可以用坚固的环状夹板固定，这一点和保守治疗时一致

捆扎手指也不会有什么不良反应，如果运动员觉得有用且必要，则可以尝试。笔者强调，除了补水和热身之外，最重要的一点是避免做"抠抓"动作。虽然劝说顶尖运动员不做该动作很困难，但仍要强调。重新恢复攀岩活动要循序渐进。运动员要避免做引起之前滑车损伤的重复性负重训练。

预　后

有研究表明，为了收到更好的疗效，例如恢复和受伤时相比同级别或更高级别的攀岩运动，那么伤后 3 个月之内要接受治疗（竞技性攀岩组：98.9%，$P=0.02$；非竞技性攀岩组：89.7%，$P= 0.03$）[17]。

结 论

　　避免损伤仍旧是最佳的"治疗"手段。运动员为了保持最佳的身体状况和"体重/力量"，他们也要注意避免滑车损伤。依据笔者的经验，意外发生滑车损伤可归结于以下原因，如缺乏热身训练、身体水合不足、过度训练及对该损伤缺乏认识。应该提醒攀登者避免过度训练、特殊的刺激性运动以及接受"偏方"的治疗。用你的手指，但不要过度使用！

问题和答案

　　1. 攀岩运动中常用的三种手法是什么？

　　答：紧握"hook"grip，开握 open or "slope"grip 和抠握 the cling or "crimp"grip。

　　2. 攀岩运动员最容易受伤的手部滑车是哪个？

　　回答：A2。

　　3. 绝大多数手部滑车损伤都发生在室外攀岩活动，正确还是错误？

　　答：错误，有 60% 发生在室内训练时。

参考文献

[1] Gnecchi S, Moutet F. Rock climbing and finger pathologies, 2015.

[2] Vigouroux L, Quaine F, Paclet F, et al. Middle and ring fingers are more exposed to pulley rupture than index and little during sport-climbing: a biomechanical explanation. Clin Biomech, 2008,23:562–570.

[3] Doyle JR, Blythe W. The finger flexor tendon sheath and pulleys: anatomy and reconstruction//AAOS symposium on tendon surgery in the hand. St. Louis: CV Mosby Co,1975.

[4] Schöffl V, Küpper T, Hartmann J,et al. Surgical repair of multiple pulley injuries-evaluation of a new combined pulley repair. J Hand Surg,2012, 37(2):224-230.

[5] Strauch B, De Moura W. Digital flexor tendon sheath: an anatomic study. J Hand Surg,1985,10:785-789.

[6] Manske PR, Lesker PA. Palmar aponeurosis pulley. J Hand Surg, 1983, 8:259-263.

[7] Vigouroux L, Quaine F, Labarre-Vila A,et al. Estimation of finger muscle tendon tensions and pulley forces during specific sport-climbing grip techniques. J Biomech,2006,39(14):2583-2592.

[8] Schöffl VR, Jüngert J. Closed flexor pulley injuries in nonclimbing activities. J Hand Surg,2006,31(5):806-810.

[9] Moutet F, Corcella D, Forli A, et al. Appareilfléchisseur: rupture sous cutanées des poulies//Liverneaux P, Chantelot C. Traumatologie des Parties Molles de la Mains. Paris: Springer,2010.

[10] Le Viet D, Rousselin B, Roulot E, et al. Diagnosis of digital pulley rupture by computed tomography.J Hand Surg,1996,21(2):245-248.

[11] Gabl M, Lener M, Pechlaner S. Rupture or stress injury of the flexor tendon pulley? Early diagnosis with MRI. Handchir Microchir Plast Chir,1996, 28:317-321.

[12] Klauser A, Bodner G, Frauscher F. Finger injuries in extreme rock climbers. Assessments of high-resolution ultrasonography. Am J Sports Med,1999, 27:733-737.

[13] Moutet F, Forli A, Voulliaume D. Pulley rupture and reconstruction in rock climbers. Tech Hand Up Extrem Surg,2004,8(3):149-155.

[14] Lister GD. Reconstruction of pulleys employing extensor retinaculum. J Hand Surg,1979,4:461-464.

[15] Schweizer A. Biomechanical effectiveness of taping the A2 pulley in rock climbers. J Hand Surg Edinb Scotl,2000,25(1):102-107.

[16] Warme WJ, Brooks D. The effect of circumferential taping on flexor tendon pulley failure in rock climbers. Am J Sports Med, 2000,28(5): 674-678.

[17] Bouyer M. Résultatsà long terme de la reconstruction chirurgicale des ruptures de poulies sous cutanées chez les grimpeurs de hautniveauselon la technique de Lister. Université Joseph Fourrier Medical Thesis Grenoble (France), 2015.

第6章
运动员掌骨骨折

Alistair R. Phillips, David G. Hargreaves

学习关注点

- 通过观察指甲的旋转和休息位手指呈级联旋转的规律来评估手指是否有旋转畸形。
- 如果怀疑第四或第五掌骨的骨折或脱位时，注意拍摄手指的侧位和斜位 X 线片。
- 早期活动可以预防指骨与肌腱的粘连。
- 手指骨折后，如果患指能在 50% 正常活动范围内进行无痛的主动活动，就可以认为骨折达到功能性稳定。
- 对于轻度移位的掌骨干骨折来说，尽早开始手指的屈曲活动锻炼，可以保留正常的力线和足够的握持力量。

引 言

手部损伤对运动员的影响是终身的，甚至会使他们的运动生涯终结。绝大多数运动员的手部骨折都是低能直接暴力引起的，例如摔倒时手部着地、拳击运动员出拳时的轴向应力、板球运动

R. Phillips · D. G. Hargreaves (✉)
Department of Orthopaedics, University Hospital Southampton
NHS Foundation Trust, Southampton, UK
e-mail: James.logan@doctors.net.uk

© Springer Nature Switzerland AG 2019
M. Hayton et al. (eds.), *Sports Injuries of the Hand and Wrist*,
In Clinical Practice,
https://doi.org/10.1007/978-3-030-02134-4_6

员挥板击球时的力量、羽毛球或网球运动员掌骨头被球击中。运动员掌骨骨折很常见，但幸运的是这种骨折大部分情况下都是稳定的，尤其是单发掌骨骨折[1]，所以可以尝试非手术治疗，但总有一些病例需要手术治疗。一般来说男性比女性更容易发生掌骨骨折，病例多集中在30多岁的年龄段，50多岁之后就鲜有病例出现。掌骨骨折的治疗方案要遵循个性化的原则，根据运动员及运动项目的情况而定。只要治疗得当，运动员们可以恢复到受伤之前的运动水平。

对于运动医学医生来说，首先要正确地认识掌骨骨折，其次要了解掌骨折的潜在合并症及后遗症。有时临床体格检查存在困难、影像学表现的情况不尽如人意以及不同文献对治疗方案的表述也不尽相同，出现上述情况时，运动医学医生很难正确认识这种创伤。所以要尽早将患者转诊给专业的手外科医生。

在本章节中，笔者探讨掌骨骨折的诊断、决策的解剖学基础，指导何时将患者转诊给手外科医生以及在治疗掌骨骨折过程中的得失。

手术相关解剖

掌骨是冠状骨，其轴线向背侧凸出使之呈弓形。所有掌骨排列起来，在手掌层面存在一个横行的弓形。掌骨尺侧和桡侧有骨间肌附着，屈肌和伸肌肌腱分别穿过其对应的掌骨的掌侧和背侧表面，但不与之附着。这些肌肉和肌腱在掌骨骨折时是导致出现畸形的第二位的原因。

掌骨头的特殊形态，为掌指关节提供了最大的活动度，比其他手部关节的活动度都大。掌骨头的截面呈梯形，掌侧略宽；矢状面呈椭圆形，掌/背轴线长于远/近轴线。侧方主韧带在掌指关节的全部活动方位内为其提供稳定性。侧方副韧带是主韧带向掌板的延伸。由于掌骨头的梯形形态，侧方主韧带在屈曲时最紧张；这样会限制掌指关节完全屈曲时向侧方的移动（当侧方韧带最紧张时）。但是在掌指关节伸直时会存在少许向尺侧或掌侧的活动度（侧方韧带紧张性不足）。与掌板相连的侧方副韧带在掌指关节伸直时呈紧张状态，并且防止掌指关节过伸。

腕掌关节从第二至第五，活动度逐渐增加。第二和第三腕掌关节基本没有活动度，原因是其被韧带牢牢地束缚住；第二、三腕掌关节背侧附着的桡侧腕长伸肌和桡侧腕短伸肌，掌侧附着的桡侧腕屈肌也进一步限制了其活动度。这也为示指能与拇指做稳定地握持动作提供了基础。第四腕掌关节存在约 15° 的活动度，第五腕掌关节存在约 25° 的活动度。由于第四、第五腕掌关节易于屈曲，这使人们握拳时，第四、第五掌骨头可以更多地靠向手掌；换句话说就是手的尺侧比桡侧握拳更紧。尺侧腕伸肌止于第五掌骨基底，其是使骨折沿背侧或轴向移位的潜在的驱动力。

掌骨容易骨折，并且骨折容易移位，这是因为居中的两个掌骨相对更紧的靠在一起；周围邻近掌骨，以及骨间肌和掌骨深横韧带都起到了这一作用。由于手的掌侧和背侧功能不同，所以示指所对应的腕掌关节不能容许任何畸形愈合；相对而言，第五掌骨可以接受沿其长轴的较大角度的屈曲畸形。任何掌骨都不能接受旋转畸形，因为旋转畸形会引起"剪刀指"畸形。

临床评估

临床工作中，医生要详细地采集病史，包括对运动员受伤时的影像资料进行分析，这有助于医生分析致伤机制以及是否存在合并损伤。沿掌骨轴向的暴力会引起关节面的压缩骨折或剪切性损伤；轴向应力合并弯曲应力会导致熟知的"拳击手骨折（第五掌骨颈骨折）"或第四、第五掌骨基底部骨折伴脱位；进一步的弯曲暴力会导致掌骨干的骨折；上述所有这些骨折类型都可能合并扭转暴力引起的螺旋形骨折。在临床上，要对掌骨骨折保持高度警惕，注意完善影像学检查，其中螺旋形骨折最容易导致旋转对线不良。复杂性掌骨骨折提示存在高能损伤，并常常合并有潜在的软组织损伤，甚至是血管神经损伤。

　　患者常常是因为手部疼痛、肿胀（有时是明显肿胀）和畸形而急诊就诊，但是延迟就诊的病例，手部肿胀可能有所消退，但会出现关节活动度受限以及残余疼痛。延迟就诊的病例，由于骨折处已经开始愈合，所以骨折处会触及固定肿块（骨痂）；由于肿胀有所消退，所以骨折处会出现轻度的活动。综上所述，延迟就诊的病例常表现为掌骨基底部的突出。

影像学

　　医生应该拍摄患处的前后位 X 线片和侧位 X 线片助诊，阅片时注意双手对比以及骨骼的对线情况。对于第四、第五腕掌关节骨折或失稳的病例往往需要拍摄斜位 X 线片。拍摄 Brewerton 位片和 Skyline 位片有助于显示掌骨头的形态。Brewerton 位片是指掌指关节屈曲 65°，患指背侧紧贴片盒，X 线以 15°夹角从尺侧向桡侧投射；Skyline 位片是指手指完全屈曲，X 光束以切线方向照射掌骨头。体重 Skyline 位片是对"握拳损伤（clenchedfist Injuries）"的有效检查手段。

骨折稳定性

评判一个骨折是否为功能性稳定，就是在体格检查过程中，评估骨折是否能在正常活动度的 50% 或更多的范围内进行主动活动，并且不出现疼痛症状。

通过影像学摄片上伤后即时的骨折移位情况来判断骨折稳定性的方法最为可靠。当在影像学摄片上观察到骨折仅存在微小的成角和移位，就可以认为骨折在影像学层面是稳定的。如果将患手置于安全或功能位时，骨折无法解剖复位或无法维持解剖复位，这就意味着骨折是不稳定的 [2]。

稳定性骨折只需要非手术治疗，治疗方式包括早期佩戴夹板，并在严密观察下开展患手活动锻炼，锻炼过程中允许出现患处疼痛。

制动技术

我们可以从文献中找到多种腕和手掌的夹板。但是医生要注意的是，通过夹板固定治疗要达到什么目的，以及在不制动其他无关关节的条件下怎么最好地达到这个目的。

屈曲掌指关节使屈肌放松。这样做的作用是减少在骨折处的屈曲力矩，进而减少了使骨折向背侧畸形的应力。

安全的制动体位（POSI）是指腕背伸 30°，掌指关节屈曲 60°~70°，指间关节伸直。最好使用背侧石膏铸型固定，因为如果从掌侧固定掌指关节，很难准确判断其真实的屈曲角度。这种体位下制动可以使掌指关节侧方韧带维持在最大长度，有助于去除夹板恢复活动后避免掌指关节屈曲活动度丢失。

发生"拳击手骨折"后，手指的邻指捆绑固定是一种简单而有效的方法，这样可以解除侧副韧带撕脱的张力，并允许掌指关节逐步开始活动。

掌骨头骨折

掌骨头骨折在大多数情况下是关节内骨折，常常由直接暴力引起。开放性骨折需要急诊清创治疗。第二掌骨最易受累，其次是第五掌骨。要注意的是侧副韧带为掌骨头提供血供，这一点很重要。

掌骨头骨折一般有以下 3 种形式：

1. 侧副韧带撕裂伤（桡侧好发）。

2. 关节面受到撞击导致掌骨头冠状面劈裂或骨软骨缺损。

3. 掌骨颈骨折蔓延至掌骨头 [3]。

侧副韧带撕裂伤处理起来很棘手，即便是无移位的骨折也存在韧带不愈合的风险 [4]。幸运的是，经过尝试非手术治疗后，二期行副韧带撕脱伤的手术治疗似乎不会影响最终的结果。

检　　查

拍摄 Brewerton 位片和 Skyline 位片助诊，如无条件可以拍前后位片、侧位片和斜位片。应力位透视可以明确骨折的稳定性，并明确伤后早期主动活动是否可行。

治　　疗

稳定的、无移位的骨折可以佩戴安全支具（POSI）制动 1 周，然后开始柔和的主动活动练习；如无不适，锻炼强度可以逐步增加。伤后每周复诊并拍片，以排除骨折迟发移位。

转　诊

骨折移位超过 1mm，或累及关节面面积超过 25% 可视为手术治疗的指征 [5]，但将这类骨折患者转诊给专业手外科医生的限制应适当放宽。掌骨头骨折的手术治疗，即便是对于有经验的医生来说仍十分具有挑战性。

掌骨颈骨折（图 6.1）

事实上，第五掌骨颈骨折（所谓的"拳击手骨折"）在专业拳击运动员群体中并不常见。但是在常见于斗殴所致的外伤中，该类骨折常由作用于掌骨头背侧的轴向暴力引起。掌骨颈掌侧面的皮质骨破碎，位于掌骨轴线掌侧的肌肉收缩使掌骨头维持屈曲位，骨折向背侧成角 [6]。第五掌骨颈骨折会引起以下后果，如小

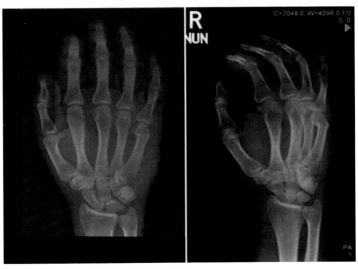

图 6.1　拳击手骨折，非手术治疗

指的旋转畸形，背侧骨性凸起并影响美观，爪形手畸形（掌指关节过伸、近侧指间关节代偿性屈曲），握持时手掌侧的异物感（由于掌骨头向手掌突出）。

评估旋转畸形很重要，但难度也很大。血肿形成和肿胀都会使手指旋转畸形加剧，肿胀消退后旋转畸形可能会缓解，所以医生要做一系列临床检查。

可以遵循以下两点来评估骨折的旋转畸形，但哪一种方法都不能确保万无一失：

1. 屈指重叠。弯曲的指尖的轨迹指向舟状骨结节（图 6.2~ 图 6.4），这也是我们常说的"级联现象"。但是有研究指出 [7]，30 名未受伤的志愿者中，没有一位手指尖都在舟骨结节。环指和小指指向性较准确，但是示指通常平均偏移 8.1~9.5mm。这就提示体格检查时进行患侧与健侧的对比很重要。但是有时双手本身就不对称，这种现象使这种双侧对比的方法也受到质疑 [8]。由于患指有疼痛和肿胀等症状，急诊条件下往往无法使患指屈曲以检查指尖指向性。

2. 指甲旋转（图 6.5）。从指尖方向看指甲，评估指甲盖的旋转，并与邻近手指和未受伤的手进行比较。用这样的方法可以获得更好的一致性，但是仍有 20% 的正常人存在指甲旋转不一致的现象 [9]。

检　查

检查的关键方面首先是识别开放性"搏击咬伤（fight bite）"损伤，因为其可能带来不良的预后，其次是医生必须获得标准的侧位片，以便能够测量骨折的角度（请记住正常的掌骨头 / 干夹角为 15°）[10]。

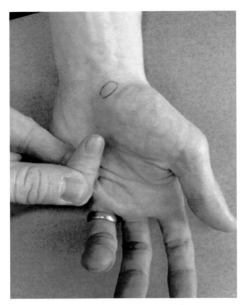

图 6.2　小指的"级联现象"

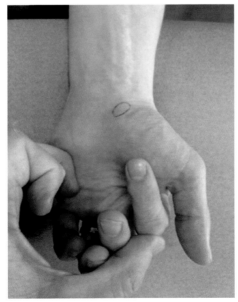

图 6.3　示指的"级联现象"

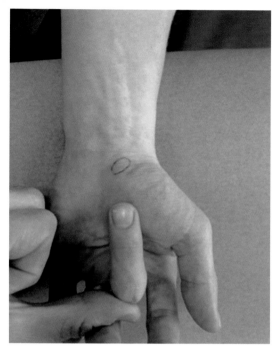

图 6.4　中指的"级联现象"

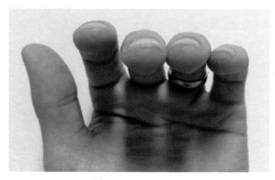

图 6.5　指甲旋转

治　疗

如何治疗依据掌骨的受累情况、骨折成角情况以及是否出现旋转畸形[5]。由于腕掌关节的活动度较大，第四、第五掌骨比第二、第三掌骨能容许更多的成角畸形。第五掌骨颈骨折的手术指征仍存有争议。一些学者认为，几乎所有的第五掌骨颈骨折都可以保守治疗，除了骨折严重成角的病例[11]。但是医生要首先明确患者是运动员，要考虑其运动职业。许多学者倾向于将成角畸形30°作为采取手术治疗的"门槛"，超过这个角度就要考虑手术治疗；因为在这种情况下紧握拳头时会影响到掌骨头，而且掌指关节伸直受限风险会增加。还有专家认为，尽管第五腕掌关节的背伸活动度可以弥补第五掌骨头的屈曲畸形，但是这样会使第五腕掌关节持续在或近似在最大限度地背伸；也就是说限制了第五腕掌关节在必要时进一步背伸的能力，理论上会使该关节过早的退变。但是上述观点尚未见诸文献报道，这是因为缺乏对拳击手骨折非手术治疗患者的长期随访。有学者研究了62例掌骨头/干角大于70°的掌骨颈骨折病例[11]，所有患者术后1年随访时都恢复了原有的手部功能，而且没有患者主诉术后出现掌骨头向掌侧凸出的情况发生。所有患者伤后3周即恢复掌指关节完全的屈曲活动度，没有患者出现手指旋转畸形。有一种理论可以证实这种现象，那就是伤后早期/即刻的主动功能锻炼将引导掌骨和手指恢复正常的旋转对线。掌骨深横韧带对掌骨头的稳定作用在一定程度上实现了这一现象。

在急诊情况下，拳击手骨折复位时可以用血肿内麻醉或局部阻滞麻醉[12]。复位（Jahss复位法）时屈曲指间关节和掌指关节至90°，沿近节指骨轴线方向，在掌骨头背侧施加直接应力（图6.6）。接下来伸直指间关节并用尺侧半石膏或夹板固定，固定时掌指关节维持屈曲位，指间关节伸直。

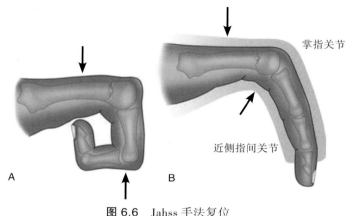

图 6.6　Jahss 手法复位

　　提示——石膏铸型掌侧部分必须位于掌骨头处，背侧部分在骨折处近端并跨越整个掌骨干，这样才能防止再移位的发生。

　　手术治疗方面，笔者更喜欢用微创方式固定骨折，用顺行髓腔内克氏针或交叉克氏针固定，术后佩戴仅固定掌骨的石膏 3 周。术后即刻开始近侧指间关节的活动。

转　诊

　　当运动员掌骨颈骨折成角畸形超过 30°~40°，并且其运动时需要做紧握动作，在这种情况下就要考虑转诊给手外科医生行手术治疗。手术方案需要遵循个体化治疗的原则。

掌骨干骨折（图 6.7~ 图 6.9）

　　掌骨干骨折可以呈现为横行骨折、斜行骨折或螺旋形骨折；骨折既可以是简单的两部分骨折或粉碎性骨折；各个骨折形态都有其自身的特点。两侧的示指、小指骨折所对应的掌骨与中间的中指、环指所对应的掌骨骨折，在处理方式上有所不同。螺旋形骨折应该转诊给手外科专科医生，这类骨折常需要内固定；这是因为，螺旋形骨折有短缩和旋转移位的潜在风险，这会导致手部乏力和对握拳动作的影响。有很多学者提倡对螺旋形骨折进行内固定；但是 Giddins 和 Khan 研究显示，即便伤后即出现旋转移位，早期的手指屈曲锻炼也会保存手指的正常对线及握力[13]。上述现

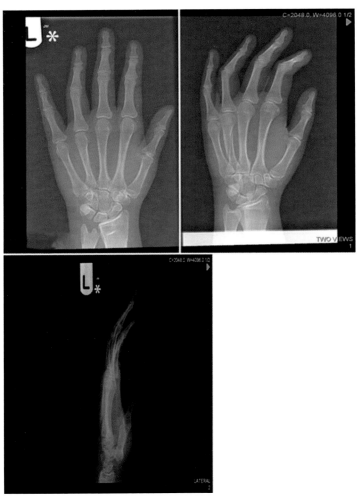

图 6.7　第四掌骨骨折的非手术治疗

象是由于当患者锻炼时，掌骨深横韧带紧张引起远折端的动态发生短缩，这有助于纠正手指旋转移位。这两位学者的报道具有和手术治疗一样的疗效，而且还没有并发症的发生。

横行骨折本身就具有稳定的属性，如果受伤时出现移位，则提示直接暴力损伤。骨折端向背侧成角是由于掌骨间的变形力引

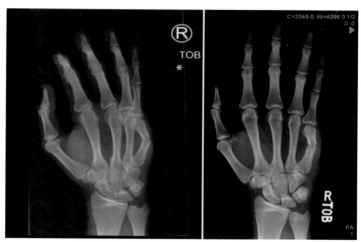

图 6.8　第五掌骨干骨折，于急诊室在麻醉下手法复位（复位之前）

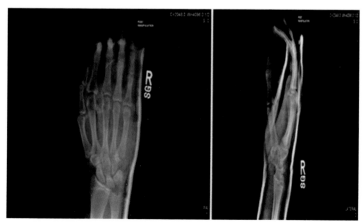

图 6.9　同一患者复位之后

起。这种背侧成角畸形不但会导致手部外观不佳，而且要考虑是否对指伸肌造成损害。基于以上原因，绝大多数的示指、中指对应的掌骨横行骨折应采取手术治疗。环指、小指对应的掌骨骨折，如果各自成角畸形小于 20°和 30°时，可以使用 3 点式（3-point moulded splint）夹板保守治疗。

检 查

常规的正位、侧位和斜位 X 线片足以助诊。

治 疗

绝大多数的掌骨干骨折都可以进行保守治疗。对于螺旋形掌骨干骨折的经验是佩戴掌侧夹板 1 周，夹板不影响各手指向手掌屈曲，患者初次就诊后就可以开始主动手指功能锻炼。早期的活动可以有助于避免骨骼与肌腱指间的粘连，也能缓解水肿。

转 诊

多发掌骨骨折，合并软组织损伤或其他骨折的掌骨骨折，示指或小指的掌骨骨折以及开放性掌骨骨折病例才考虑转诊给手外科专业医生。

掌骨基底部骨折（图 6.10，图 6.11）

掌骨基底部骨折可以是关节内骨折也可以是关节外骨折。最长受累的是第五掌骨，第四掌骨基底骨折次之。致伤机制是掌骨轴向受力，致伤能量高于其他类型的掌骨骨折。因为特殊的干骺端结构，掌骨基底相对薄弱。

由于高能损伤多见，所以掌骨基底骨折多呈粉碎性骨折。根据骨折成角的情况选择关节外型掌骨基底骨折的治疗方法；大部分这类型骨折进行佩戴功能支具加早期主动功能锻炼的保守治疗。

　　关节内型掌骨基底骨折较难诊断和治疗。这类骨折常常合并钩状骨的背侧骨折。第四、第五掌骨基底骨折及半脱位常常在初次拍片时被漏诊，医生必须将影像学表现和临床查体相结合。

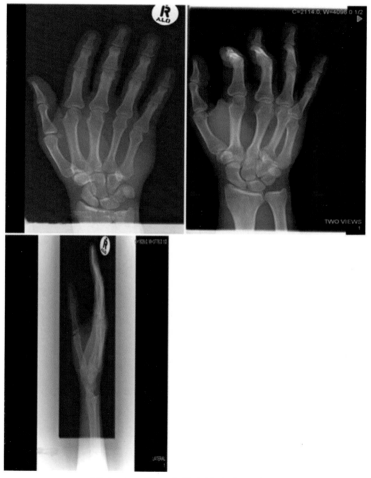

图 6.10　第五腕掌关节向背侧移位

检 查

必须拍摄前后位片和侧位片 X 线片助诊，手部尺侧半的斜位片有助于诊断掌骨基底不稳以及钩状骨骨折。在侧位 X 线片上，所有的掌骨的皮质影应相互平行。掌骨基底不稳发生时，会打破这种影像学上的平行关系，表现为向近端分叉。有时这种变化不易察觉，所以行 CT 扫描有助于鉴别掌骨基底骨折和骨折合并不稳。

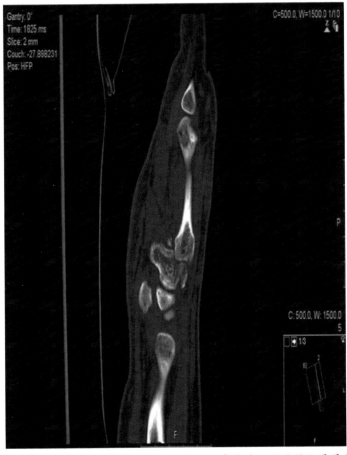

图 6.11　CT 扫描的矢状位显示，第五腕掌关节脱位伴钩状骨骨折

治　疗

真性腕掌关节脱位常常可以在局麻下进行闭合复位，并用石膏铸型或夹板保证复位的稳定性。复位后每周复查 X 线片，以防迟发脱位的出现。多数病例伤后初期是可以通过手法复位的，但是来自尺侧腕伸肌和尺侧腕屈肌的力量会使复位丢失。任何掌骨基底或钩状骨的关节内骨折都应视为不稳定性骨折。这种不稳定性骨折应该采取透视监视下经皮克氏针固定手术治疗。

原则上，克氏针固定时应该从损伤的掌骨进针，穿向远端的指骨；或者从受伤的掌骨进针，穿向临近的未受伤的掌骨。用最少数量的克氏针来维持骨折复位。钩状骨背侧的大骨折块可以切开复位，并用螺钉进行内固定。

总　结

虽然绝大多数的低能损伤导致的掌骨骨折适宜行非手术治疗，但也有一部分骨折类型需要接受手术。内固定手术的指征如下 [5]：

- 闭合复位无法达到满意的骨折复位。
- 开放性骨折。
- 副韧带损伤。
- 示指所对应的掌骨骨折（合并骨量丢失）。
- 旋转移位性骨折。
- 多发掌骨骨折。
- 关节内骨折。
- 手部多发伤。
- 合并有软组织损伤（血管、肌腱、神经、皮肤等）。

掌骨骨折的治疗，无论保守治疗还是手术治疗，都可能有以下并发症：

夹板的压迫作用：医生在使用模压夹板时必须时刻保持警惕，因为过度的压力可能导致皮肤刺激或皮肤坏死。一旦发现夹板有压迫，要及时更换。

畸形愈合：掌骨骨折向背侧成角，畸形愈合将使掌骨在生物力学上处于不利的位置，从而影响未来的轴向负荷。这种类型的畸形愈合也容易再发骨折。可能需要行截骨术，术后同样有并发症和僵硬的风险。

旋转对线不良：如果及早地制动一般不会出现这种情况。切开复位内固定也不能保证完全纠正力线。手术过程中患者完全清醒并不适用止血带的技术（WALANT），这样的话患者术中可以活动手指，以确定手指力线是否得到纠正。

金属内植物：各种运动项目对是否取出金属内植物的要求不同，应向有关运动管理部门咨询。

骨折不愈合：如果身体功能正常的话，手部骨折不愈合的情况比较少见。在治疗过程中应尽量使用微创操作，并且应该戒烟。

僵硬：应采用相应技术措施，术后尽量早期开展患指锻炼，以减少手指僵硬和肌腱粘连。伤后和（或）手术后，应将患肢抬高到高于心脏水平48h，以减少水肿和随后的纤维化。应使用Coban胶带控制手指水肿，允许手指的全范围运动。

参考文献

[1] De Jonge JJ, Kingma J, Van der Lei B, et al. Fractures of the metacarpals. A retrospective analysis of incidence and aetiology and a review of the english-language literature. Injury, 1994,25(6):365–369.

[2] Freeland AE. Hand fractures: repair, reconstruction, and rehabilitation. Philadelphia: Churchill Livingstone,2000.

[3] Browner BD. Skeletal trauma: basic science, management, and reconstruction. Philadelphia: Elsevier Health Sciences,2009.

[4] Shewring DJ, Thomas RH. Collateral ligament avulsion fractures from the heads of the metacarpals of the fingers. J Hand Surg Eur Vol, 2006,31(5): 537–541.

[5] Green DP, Hotchkiss RN, Pederson WC, et al. Green's operative hand surgery. Philadelphia: Churchill livingstone,2005.

[6] Hove LM. Fractures of the hand. Distribution and relative incidence. J Plast Surg Hand Surg,1993,27(4):317–319.

[7] Tan V, Kinchelow T, Beredjiklian PK. Variation in digital rotation and alignment in normal subjects. J Hand Surg Am, 2008,33(6):873–878.

[8] Lahey PJ, Patel A, Kang KK, et al. Assessing rotational deformity of the little finger. Orthopedics,2011,34(7):519.

[9] Bansal R, Craigen MAC. Rotational alignment of the finger nails in a normal population. J Hand Surg Eur Vol,2007,32(1):80–84.

[10] Lamraski G, Monsaert A, De Maeseneer M, et al. Reliability and validity of plain radiographs to assess angulationof small finger metacarpal neck fractures: human cadavericstudy.J Orth Res,2006, 24(1):37–45.

[11] Ford DJ, Ali MS, Steel WM. Fractures of the fifth metacarpal neck: is reduction or immobilisation necessary? J Hand Surg Eur,1989,14(2): 165–167.

[12] Jahss SA. Fractures of the metacarpals; a new method of reduction and immobilization. J Bone Joint Surg Am,1938,20(1):178–186.

[13] Khan A, Giddins G. The outcome of conservative treatment of spiral metacarpal fractures and the role of the deep transverse metacarpal ligaments in stabilizing these injuries. J Hand Surg Eur Vol,2015,40(1): 59–62.

第 7 章

拇指骨折

Mohamed Noureldin，*Sanjeev Kakar*

学习关注点

- 了解运动损伤中，拇指骨折的创伤史和流行病学。
- 讨论不同类型拇指骨折及其受伤机制。
- 分析拇指骨折的临床表现，评估拇指骨折的病情。
- 列举不同类型拇指骨折的影像学检查和表现，以利诊断。
- 归纳不同类型拇指骨折的治疗方法。
- 总结拇指骨折的长期疗效和预后。

引　言

　　拇指骨折在所有手部骨折中的占比高达 40%[1]。拇指骨折如果治疗不当会严重影响手部功能。拇指骨折中占大多数的是拇指基底部的骨折、掌拇关节周围韧带损伤、拇指指骨的骨折[2]。在年轻人群中，由于体育运动引起的拇指指骨骨折比较常见；而对于老年人来说，摔伤是首要致伤因素[3]。根据不同的运动项目，拇指损伤的发生率会有很大的不同。一般来说，手指和拇指受伤

M. Noureldin · S. Kakar, MD, FAOA (✉)
Department of Orthopedic Surgery, Mayo Clinic,
Rochester, MN, USA
e-mail: kakar.sanjeev@mayo.edu

© Springer Nature Switzerland AG 2019
M. Hayton et al. (eds.), *Sports Injuries of the Hand and Wrist*,
In Clinical Practice,
https://doi.org/10.1007/978-3-030-02134-4_7

在足球、橄榄球、滑雪、骑自行车、滑冰和体操等有很高摔倒风险的运动中更为常见 [4]。

在决定如何治疗这类拇指损伤时，应考虑以下因素，例如骨折的类型、合并的关节和韧带损伤，以及患者的年龄、职业和康复情况。

拇指所对应的掌骨（第一掌骨）骨折

第一掌骨骨折的发生率仅次于第五掌骨骨折。儿童以及老年人的发生率是成年人的两倍 [5]，其中累及第一掌骨基底部的骨折占绝大多数 [6]。

骨折的类型

（1）Bennett 骨折（Bennett's fracture）：这是一种关节内骨折，会引起第一腕掌关节半脱位 [7]。骨折块（Bennett 骨折块）大小各异，并被附着在其上的韧带（anterior oblique ligament）维持在原位（图 7.1）。这种骨折的致伤原因是当第一掌骨部分屈曲时，作用在其上的轴向暴力引起。梯形骨折和（或）掌拇关节的尺侧副韧带（UCL）损伤可能与这类骨折同时发生 [2]。Bennett's 骨折发生时，由于符丽于掌骨基底部的拇长展肌肌腱的牵拉作用，掌骨的其余部分被向背侧、近端移位 [6]。

（2）Rolando 骨折（Rolando fracture）：这是一种第一掌骨基底的关节内粉碎性骨折，关节面可以呈 T 型或 Y 型骨折。由于骨折形态复杂，这种骨折治疗起来极具挑战性，并且预后不佳。

（3）关节外、第一掌骨干骨折：由于将作用于第一掌骨干的应力传递至第一掌骨基底部，所以这一类型骨折常常累及第一掌骨基底部 [2]。骨折线常位于干骺端，所以也被称为基底上方骨折

（图 7.2 ）。由于第一掌骨基底部拇长展肌、拇短屈肌、拇收肌、拇短展肌的牵拉作用，该骨折有一个背角的倾向。因为成角畸形会限制拇指腕掌关节（trapeziometacarpal joint，TM 关节）的活

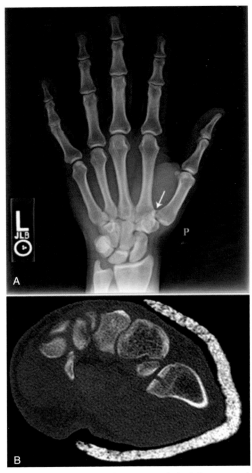

图 7.1　左手的前后位 X 线片（A）和与之对应的轴位 CT 扫描图像（B）提示第一掌骨基底部骨折合并脱位（Bennett's fracture）。患者行闭合复位，经皮克氏针内固定手术。术后的拇指三方向影像学摄片（C）显示骨折部位，克氏针固定可靠。与之对应的术后 6 周随访影像学摄片（D）提示去除克氏针后骨折愈合

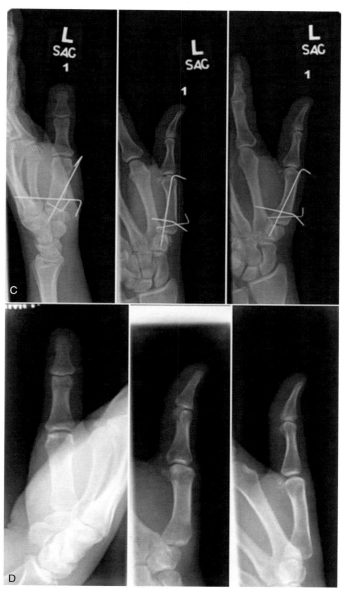

图 7.1（续）

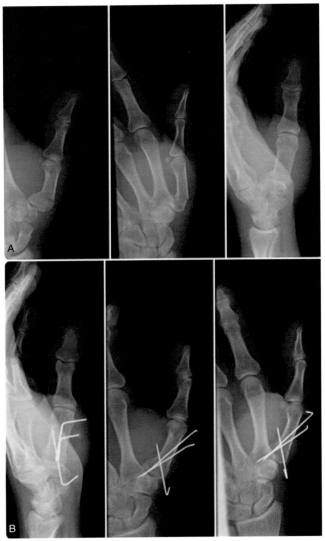

图 7.2 左手拇指的三方向影像学摄片。（A）提示骨折位于第一掌骨基底上方，并且骨折向背侧成角。患者行闭合复位经皮克氏针内固定术，与之对应的复位后影像学摄片。（B）显示克氏针在位，骨折已愈合

动度，所以可以接受的骨折成角畸形是 20°~30°以内。第一掌骨的斜行骨折是由作用其上的扭转暴力引起的。

（4）第一掌骨头骨折：这是一种比较少见的骨折类型，因为施加于第一掌骨的暴力通常会被第一掌骨近侧干骺端或拇指腕掌关节所吸收[8]。如果出现第一掌骨头骨折，医生应该明确掌拇关节对线是否发生变化，因为掌拇关节脱位可以引起创伤性关节炎。治疗方式可以采取闭合复位经皮克氏针固定或切开复位内固定术。

病史和查体

患者常常主诉有坠落或运动导致的拇指外伤史，受伤过程中可能存在拇指过伸、过屈过度外展或扭转现象。患者就诊时可能有疼痛、肿胀、瘀斑和关节活动受限等症状[6]。第一掌骨基底部的压痛应与大多角骨（trapezium）、舟状骨（scaphoid）以及桡骨远端损伤引起的压痛相鉴别。疼痛和瘀斑出现位置较远，尤其是位于掌指关节的尺侧，这是要高度怀疑尺侧副韧带（UCL）损伤。

影像学表现

分析第一掌骨骨折时需要拍摄三方向 X 线片（侧位、斜位和前后位）。拍摄标准前后位 X 线片（Robert's view）时，患手处于过度旋前位，拇指背靠在 X 线片盒上，这种体位有助于观察大多角骨 – 第一掌骨关节（trapeziometacarpal joint，TM 关节）关节。拍摄标准侧位片时，手掌平铺在片盒上，手再旋前 15°~35°。X 线倾斜 15°，由远端向近端投射[2]。存在关节内骨折时可行 CT 扫描，这样可以明确骨折块的大小以及关节受累的程度。

治　疗

治疗取决于损伤的类型。总的来说，如果骨折对线良好，患者可以佩戴带衬垫的夹板并转诊至手外科转移医生。接下来患者需行一系列 X 线片检查，明确骨折对线是否发生位移；例如螺旋形骨折有短缩和成角的倾向。如果选择非手术治疗，需要佩戴石膏 4~6 周，接下来再更换为夹板制动。

依据骨折形态的不同，第一掌骨骨折的手术方式也是多种多样。历史上，第一掌骨基底骨折（Bennett's fractures）曾经不需要手术治疗。Cannon 等 [9] 曾报道 25 例第一掌骨基底骨折患者，其中 22 例采取石膏固定的治疗方式，平均随访 9.6 年，10 例症状消失，21 例出现第一腕掌关节活动度丢失；5 例出现旋转畸形愈合，23 例出现外翻畸形，这些畸形与复位后再发移位有关。Livesley 等（1990）采取非手术方式治疗了 17 例第一掌骨基底骨折患者，平均随访 26 年；7 例主诉有残余症状；不仅如此，所有患者都出现关节活动度减少以及握持乏力。基于以上事实，有学者提倡手术治疗，这样可以更好地复位及固定关节面，防止有症状性的关节炎发生 [10,11]。如果关节面骨折块小于 20%，建议行闭合复位经皮克氏针内固定（图 7.1）。如果骨折块多、大或无法复位，则需要性切开复位内固定术。Kjaer-Petersen 等 [10] 报道了 41 例第一掌骨基底骨折病例，治疗采取多种方式，如闭合复位石膏外固定（9 例），经皮克氏针固定（6 例），切开复位（26 例）。中位随访时间 7.3 年，在 18 例关节面完全复位的患者中，15 例症状消失；相比之下，在 13 例关节面有残余移位的患者中，只有 6 例症状消失。Sailer 等 [12] 报道，就 Bennett's 骨折远期疗效而言，如果骨折复位良好，经皮克氏针固定和切开内固定没有差别。无论何种治疗方式，患者都可能出现有症状性关节炎。

对于 Rolando 骨折而言，可以采用多种固定方式，例如闭合复位克氏针固定、张力带钢丝固定、接骨板螺钉固定以及关节镜辅助下内固定 [13]。对于明显粉碎的骨折，可以采用斜行克氏针固定或外固定，以利于韧带等软组织的修复[2]。Langhoff 等[14] 报道了 14 例 Rolando's 骨折的患者，他们既采用了切开复位内固定，也采用了经皮克氏针固定；中位随访 5.8 年，只有不到 50% 的患者出现了关节退行性变的表现。

第一掌骨基底上方骨折，并且成角畸形小于 30°时，可以接受非手术治疗；因为这种小成角畸形对第一腕掌关节活动度影响有限。通过牵引、外展、旋前、背伸的组合手法（TAPE）进行闭合复位。复位佩戴带有衬垫的石膏或夹板，并复查 X 线片以确保复位良好。有移位的第一掌骨基底上方骨折（成角超过 30°）适于手法复位并经皮克氏针内固定（图 7.2）。

第一掌骨干骨折依据骨折类型的不同可以通过多种手术方式来治疗，包括闭合复位经皮克氏针固定、切开复位内固定。但是第一掌骨干粉碎性骨折的病例常常合并软组织损伤，在这种情况下需要外固定。一旦骨折愈合，运动员停止夹板固定，并配合治疗来开展关节活动范围和拇指力量锻炼。

拇指指骨骨折

骨折类型

（1）关节外骨折：拇指指骨的关节外骨折比第一掌骨骨折要少见。这类骨折常由直接暴力引起。骨折类型包括远节指骨簇状骨折、骨干的横行骨折和纵向骨折。拇指远节指骨簇状骨折常呈粉碎性，并伴有指甲的损伤。远节指骨的横行骨折（图 7.3）可能不稳，并且由于远折端被拇长屈肌牵引而向背侧成角移位[8]。纵向指骨骨折并不常见，尤其是远节指骨纵向骨折。指骨颈的横行骨折容易发生移位，并需要手术内固定治疗（图 7.4）。

（2）关节内骨折和撕脱伤：这种类型骨折可能累及掌指关节（MCPJ）或指间关节（IPJ）（图7.5）。这种骨折可以表现为撕脱骨折或关节面的粉碎骨折。远节指骨的撕脱骨折可形成"锤状拇（mallet thumb）"，这是由于拇指远节指骨基底背侧撕脱骨折引起。拇指远节指骨基底掌侧的撕脱骨折可使拇指指间关节向背侧脱位，也可引起压缩骨折，甚至是更少见的拇长屈肌撕脱伤。

掌指关节尺侧基底部撕脱骨折常常合并尺侧副韧带（UCL）

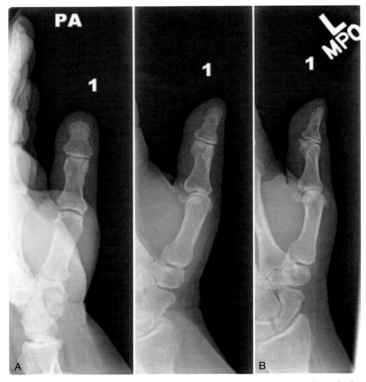

图7.3　左手拇指的三方向影像学摄片。（A）显示拇指远节指骨骨折，骨折无移位。患者采用佩戴夹板的非手术治疗。与之对应的伤后3月的前后位（B）和侧位（C）影像学摄片显示，由于骨折块维持复位，骨折已经愈合

的损伤，该类骨折如果是急性损伤就被命名为"滑雪者拇指（skier's thumb）"，如果是慢性损伤则被命名为"猎场看守人拇指（gamekeeper'sthumb）"（图 7.6）。与之相似的是，如果撕脱骨折出现在桡侧，意味着桡侧副韧带（radial collateral ligament，RCL）损伤。尺侧副韧带损伤的发生率是桡侧的 10 倍，在滑雪速降运动员中尤为常见，这也是其称为"滑雪者拇指"的原因。虽然这样命名，但是在各种体育运动中都会见到这种损伤，其受伤机制是掌拇关节受到外展暴力而损伤。

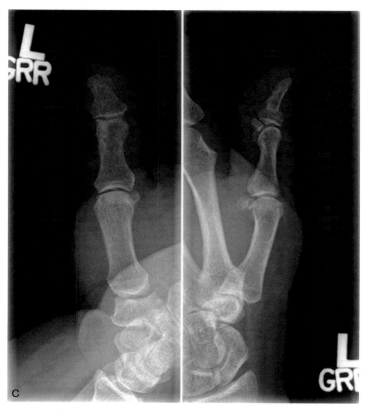

C

图 7.3（续）

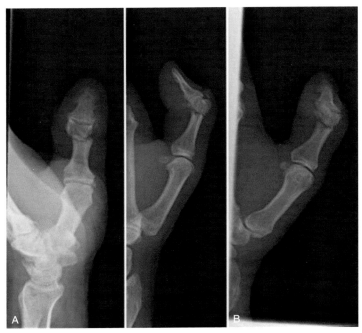

图 7.4 左手拇指的三方向影像学摄片。（A）显示拇指近节指骨颈的粉碎性骨折伴移位，骨折线累及指骨头，可以注意到骨折处有屈曲成角畸形。此患者合并有拇长伸肌腱撕裂伤，并接受切开复位克氏针内固定手术，术中同时进行肌腱损伤修复。与之对应的复位后前后位（B）和侧位（C）影像学摄片显示骨折复位良好，克氏针在位。术后 8 个月的前后位（D）和侧位（E）X 线片显示骨折已愈合，手部功能满意

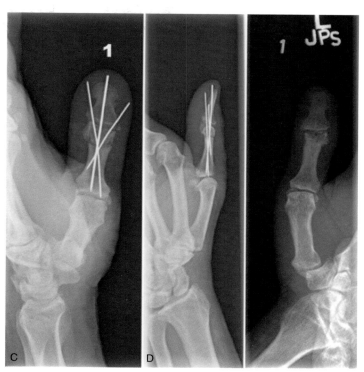

图 7.4（续）

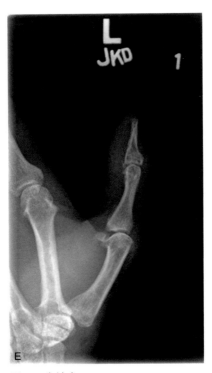

图 7.4（续）

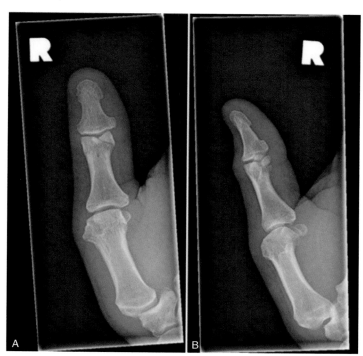

图7.5 右手拇指的前后位（A）和侧位（B）X线片提示拇指近节指骨头骨折，骨折累及关节面。患者采取非手术治疗。与之相对应的前后位（C）和侧位（D）X线片提示伤后7个月骨折愈合

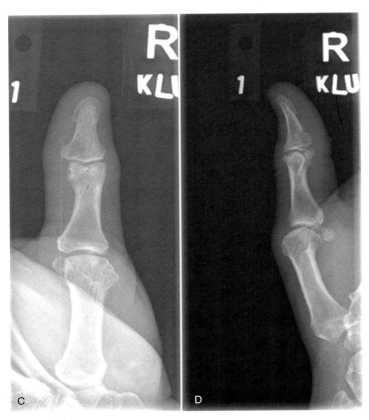

图 7.5（续）

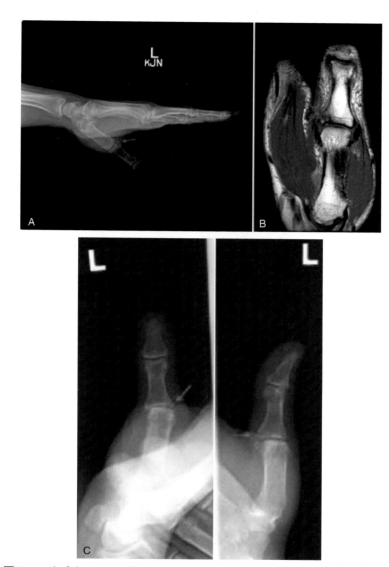

图 7.6　左手拇指的 X 线片（A）提示拇指近节指骨基底尺侧撕脱骨折。
与之对应的冠状位 MRI（B）显示尺侧副韧带远端纤维部分撕裂伤。患
者伤后初期尝试非手术治疗，X 线片（C）显示治疗失败。患者接下来接
受手术治疗，术中切除骨折块并用带线锚钉修复损伤的尺侧副韧带。术
后 1 个月复查该拇指的三方向 X 线片（D）

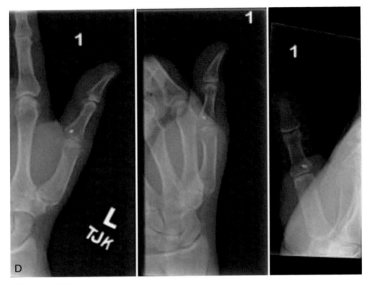

图 7.6（续）

如果是孤立的尺侧副韧带损伤，医生应该注意掌指关节是否稳定，并排除有无合并"Stener 损伤"。Stener 损伤：尺侧副韧带远侧部位于内收肌腱膜浅表处，后者会对前者的愈合产生阻碍作用（图 7.7）。如果出现这种情况，则需要手术治疗。

病史和查体

患者拇指存在外伤史，通常是摔倒或过度外展时产生的轴向暴力引起的。如果主诉有挤压伤，如拇指远端指骨骨折，甲盖下可发现血肿。如果是关节内骨折并且移位，则可能会对关节屈曲产生阻挡[15]。Stener 损伤通常表现为在掌拇关节的尺侧触诊到肿块。总的而言，医生应该全面评估拇指的情况，如神经血管功能障碍、皮肤裂伤、骨折对线不良、骨折旋转移位、骨折移位以及肌腱功能障碍。如果怀疑存在尺侧副韧带损伤，应仔细检查尺侧副韧带；但是由于患指持续的疼痛以及拇收肌的回缩，全面的检查存在困难。在上述情况下，向掌拇关节腔内注射利多卡因有助于查体，尤其是需要按压受伤一侧时。对于存在韧带损伤的病例，医生要检查所有手指的侧副韧带，作为患指是否存在损伤基准。当检查掌拇关节尺侧副韧带时，将伸直位的拇指扳向桡侧（这样可以检查侧副韧带和掌板），然后将拇指屈曲 30°进行检查，以评估桡侧主韧带和背侧关节囊的情况。虽然上述检查手法存在一定程度的主观性，但其中一个手法是检查关节是否存在不稳，以及是否存在与健侧的不同。

影像学

影像学检查应包括拇指标准前后位片、侧位片以及斜位片。

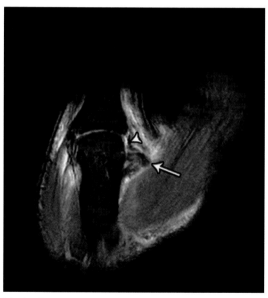

图 7.7　左手拇指的冠状位 MRI 图像显示 Stener 损伤。注意箭头所指的撕裂并回缩的尺侧副韧带（UCL），收肌腱膜（三角箭头）阻碍撕裂的尺侧副韧带断指之间相互靠近

应力位片可以协助判断有无侧方韧带的损伤。但常常由于疼痛，拍摄应力位片并不容易，在这种情况下可以采取局麻阻滞的方法。如果是斜行骨折时，拍摄应力位片还有引起骨折移位的风险。关节内骨折时可以行 CT 平扫，以便分析关节面受累的情况。

治 疗

拇指远节指骨的簇状骨折一般不需要手术固定。如果存在甲下血肿，就得摘除指甲或用环钻来引流。如果合并甲床损伤，这就需要用 6-0 号可吸收线进行修补，并夹板固定 2~3 周；固定期间，鼓励患者活动掌拇关节和拇指指间关节以防止粘连。对于拇指远节指骨的横行骨折，如果骨折没有移位的话，可以用夹板固定（图 7.3）；但是如果骨折移位，可以闭合复位再经皮克氏针固定。拇指近节指骨头和指骨颈的骨折，如果骨折复位良好，则可以使用夹板制动。有移位的拇指近节指骨干螺旋形和斜行骨折可以用经皮克氏针固定，也可以切开并用克氏针或螺钉内固定。拇指近节指骨的横行骨折易发生成角畸形，所以需要及时复位[8]（图 7.4）。

掌拇关节和拇指指间关节的关节内骨折的治疗策略是尽量保留关节的完整性。导致锤状拇的撕脱骨折，治疗通过背伸夹板制动 6 周来实现。部分尺侧韧带撕裂伤，不伴有掌拇关节失稳的病例，需要佩戴拇指夹板 4 周，再佩戴可拆卸夹板开展关节活动度和拇收肌力量锻炼。合并掌拇关节失稳的尺侧韧带撕裂伤病例，如果非手术治疗失败，以及 Stener 损伤或撕脱骨折移位超过 2mm，都需要手术修补尺侧韧带；手术方式采取缝线经皮牵出法（pullout sutures），锚钉或环扎钢丝将撕裂的尺侧韧带解剖复位至其符丽点处。Derkash 等[16] 报道，69 例急性尺侧韧带损伤修补的病例，平均随访 31.6 月，66 例（99%）患者没有或仅有轻微关节僵硬；有极少数患者主诉存在手指捏物品时存在轻微乏力；68 例（99%）患者主诉存在极轻微的患处疼痛。Mitsionis 等 [17] 报道了 20 例慢性尺侧韧带损伤的预后情况，这些患者接受了游离肌腱移植以及锚钉固定的手术，平均随访 42 个月；效果优、良的患者数分别为 14 例和 6 例；17 例患者再未出现疼痛症状，3 例患者仅有轻微疼痛；14 例患者掌指关节稳定，其他 6 例患者存在轻微不稳。Sakellarides 和 DeWeese[18] 报道了 14 例尺侧韧带撕裂病例的预后，患者接受手术的时间是伤后 1~19 个月，手术方法是用拇短伸肌腱修复损伤；随访 1~7 年，2 例患者出现掌拇关节骨性关节炎；随访终点时，所有患者均无症状。在撕脱骨折较小的病例中，可以手术切除骨折块并重建尺侧韧带符丽点（图 7.6）；如果撕脱骨折块较大，可以用克氏针或螺钉固定骨折块。手术后早期用拇指夹板制动，其后在开始关节活动度和手指力量锻炼。Kuz 等 [19] 报道了 30 例非手术治疗的尺侧韧带撕脱骨折的病例，平均随访 3.1 年，骨折不愈合率为 25%；最终随访期时，19 例患者主诉拇指活动时无疼痛；有症状的患者往往撕脱骨折块都较大。相对应的，Dinowitz 等 [20] 报道 9 例骨折块较小的尺侧韧带撕脱骨折病例，这些患者都通过石膏外固定来治疗，但所有病例都治疗失败；这些患者随后又接受了切开复位内固定手术；所有骨折病例术后 6~7 周都出现影像学愈合的表现，并且捏物力量和疼痛情况都有所改善。同样的治疗策略也适用于桡侧韧带损伤的病例。尺侧韧带损伤好发于其拇指近节指骨基底的符丽点处，与此恰恰相反，桡侧韧带损伤好发于其掌骨头的符丽点。由于外展肌腱膜比内收肌腱膜要宽，类似于尺侧的 Stener 损伤不易在桡侧出现，但也有少数报道 [21]。

总 结

- 拇指骨折应小心鉴别，理想的治疗是预防远期后遗症。
- 绝大多数的拇指损伤是第一掌骨基底骨折、掌拇关节周围韧带损伤以及拇指近节指骨骨折。
- Bennett's 骨折是一种第一掌骨基底的关节内骨折，并出现第一腕掌关节失稳；第一掌骨从完整的掌尺侧基部移位。
- Rolando 骨折是一种第一掌骨基底部的粉碎性关节内骨折。
- 滑雪者（Skier）拇（急性）或猎场看守人（gamekeeper）拇（慢性）是拇指近节指骨尺侧的撕脱骨折，常常合并尺侧韧带的损伤。

问题与答案

1. 关于第一掌骨骨折的流行病学，以下哪一项是正确的？

A. 第一掌骨头的骨折很常见。

B. 累及第一掌骨基底的骨折构成这类骨折的绝大多数。

C. 年轻成年人的发病率是儿童或老年患者的两倍。

D. 在所有年龄组中，第一掌骨损伤都是最常见的掌骨骨折类型。

E. 这类骨折不经常与运动损伤相关。

答案：B

2. 以下关于侧副韧带损伤的描述，哪项是正确的？

A. 桡侧韧带损伤较尺侧更多见。

B. 滑雪者拇（Skier's thumb）是尺侧韧带损伤。

C. 猎场看守人拇（Gamekeeper's thumb）是桡侧韧带损伤。

D. Stener 损伤（Stener lesion）可以保守治疗。

E. 桡侧韧带的 Stener 损伤（Stener lesion）比尺侧更常见。

答案：B

3. 以下关于拇指指骨关节外骨折的描述，哪项是错误的？

A. 这类骨折比第一掌骨这要少见。

B. 拇指远节指骨簇状骨折经常需要保守治疗。

C. 拇指远节指骨的横行骨折常常是稳定的。

D. 拇指指骨干纵行骨折少见。

E. 易累及甲床。

答案：C。

4. 以下关于舟状骨 - 第一掌骨骨折预后的描述，哪项是正确的？

A. Bennett's 骨 折（Bennett's fractures） 比 Rolando 骨 折（Rolando fractures）预后更差。

B. Rolando 骨折比 Bennett's 骨折预后更差。

C. 切开复位内固定总是比经皮克氏针固定预后要好。

D. 保守治疗是这类骨折的禁忌证。

E. Bennett's 骨折移位是由于拇对掌肌腱牵拉引起的。

答案：B。

参考文献

[1] Moran SL, Berger RA. Biomechanics and hand trauma: what you need. Hand Clin,2003,19(1):17–31.

[2] Carlsen BT, Moran SL. Thumb trauma: Bennett fractures, Rolando fractures, and ulnar collateral ligament injuries. J Hand Surg Am,2009,34(5):945–952.

[3] De Jonge JJ, Kingma J, van der Lei B, et al. Phalangeal fractures of the hand. An analysis of gender and age-related incidence and aetiology. J Hand Surg Br,1994,19(2):168–170.

[4] Peterson J, Bancroft L. Injuries of the fingers and thumb in the athlete. Clin

Sports Med,2006,25(3):527–542.

[5] Stanton JS, Dias JJ, Burke FD. Fractures of the tubular bones of the hand. J Hand Surg Eur Vol,2007,32(6):626–636.

[6] Miller MD, Hart JA, MacKnight JM. Essential orthopaedics. Saunders: Elsevier,2010.

[7] Edmunds JO. Traumatic dislocations and instability of the trapeziometacarpal joint of the thumb. Hand Clin,2006,22(3):365–392.

[8] Green DP, Wolfe SW. Green's operative hand surgery. Saunders: Elsevier, 2011.

[9] Cannon SR, Dowd GSE, Williams DH, et al. A long-term study following Bennett's fracture. J Hand Surg (Br Eur Vol), 1986,11(3):426–431.

[10] Kjaer-Petersen K, Langhoff O, Andersen K. Bennett's fracture. J Hand Surg Br,1990,15(1):58–61.

[11] Livesley PJ. The conservative management of Bennett's fracture-dislocation: a 26–year follow-up. J Hand Surg,1990,15(3):291–294.

[12] Sailer M, Lutz R, Zimmermann R,et al. Closed reduction transarticular Kirschner wire fixation versusopen reduction internal fixation in the treatment of Bennett'sfracture dislocation. J Hand Surg (Br Eur Vol), 2003,28(2):142–147.

[13] Zemirline A, Lebailly F, Taleb C,et al. Arthroscopic assisted percutaneous screw fixation of Bennett'sfracture. Hand Surg,2014,19(2): 281–286.

[14] Langhoff O, Andersen K, Kjaer-Petersen K. Rolando's fracture. J Hand Surg,1991,16(4):454–459.

[15] Oak N, Lawton JN. Intra-articular fractures of the hand. Hand Clin, 2013, 29(4):535–549.

[16] Derkash RS, Matyas JR, Weaver JK, et al. Acute surgical repair of the skier's thumb. Clin Orthop Relat Res,1987,216:29–33.

[17] Mitsionis GI, Varitimidis SE, Sotereanos GG. Treatment of chronic injuries of the ulnar collateral ligament of the thumb using a free tendon graft and bone suture anchors. J Hand Surg Br,2000,25(2):208–211.

[18] Sakellarides HT, DeWeese JW. Instability of the metacarpophalangeal joint of the thumb. Reconstruction of the collateralligaments using the extensor pollicis brevis tendon. J Bone Joint Surg Am,1976,58(1):106–112.

[19] Kuz JE, Husband JB, Tokar N, et al. Outcome of avulsion fractures of the ulnar base of the proximal phalanx of the thumb treated nonsurgically. J

Hand Surg Am,1999,24(2):275–282.

[20] Dinowitz M, Trumble T, Hanel D, et al. Failure of cast immobilization for thumb ulnar collateral ligament avulsion fractures. J Hand Surg Am, 1997,22(6):1057–1063.

[21] Ishizuki M, Sugihara T, Wakabayashi Y, et al. Stener-like lesions of collateral ligament ruptures of the metacarpophalangeal joint of the finger. J Orthop Sci, 2009,14(2):150–154.

第 8 章

职业拳击运动员的手部损伤

Mike Hayton, David Dickson

学习关注点

- 拳击运动员用手指关节的击打动作会损伤伸指装置、关节囊和关节面。

- 一旦发生损伤，通常需要通过手术治疗使拳击手恢复训练或比赛。

- 在腕掌关节不稳并且保守治疗失败的病例中，建议融合失稳的腕掌关节而不是软组织重建。

引 言

拳击运动员在训练、比赛中，手部长期、反复经受高能的应力作用，所以容易发生损伤。比如重量级拳击手在出拳时，其掌指关节要承受超过 500N 的力量[1,2]。这些作用于手部的应力并不是平均分散的，其中大约 33% 的力量作用于示指和中指，只有 15%~20% 的力量作用于环指和小指[1,2]。

由于应力作用的特点，手部容易发生损伤并不奇怪。手部好

M. Hayton (✉)
Upper Limb Unit, Wrightington Hospital, Wigan, UK

D. Dickson
Bradford Royal Infirmary, Bradford, UK

© Springer Nature Switzerland AG 2019
M. Hayton et al. (eds.), *Sports Injuries of the Hand and Wrist*,
In Clinical Practice,
https://doi.org/10.1007/978-3-030-02134-4_8

发一系列损伤，其中有两种损伤尤为常见：拳击手指关节损伤和腕掌关节不稳。由于示指和中指承受了更多的力量，所以损伤常常累及示指和中指[3-5]。

　　了解拳击运动员手部损伤的机制和容易受损的部位有助于在训练中防止损伤的发生，比如调整出拳的方式，避免出拳过猛，手指胶带制动以及使用定制化、更贴合拳击运动员手部的拳击手套[5]，这些内容已经超出了本章的范围，本章内容主要关注的是相关解剖、临床功能以及手术效果。

拳击运动员手

解剖和病理

　　掌指关节是由类圆形的掌骨头关节面和与之对应的近节指骨关节面构成。Hakistan 和 Tubiana 指出，掌骨头向尺侧的倾斜程度，在示指和中指所对应的掌骨上更为明显，这就引起手指的尺偏位[6]。这种向尺侧倾斜可能会导致其上的伸肌腱不稳定[4]。

　　伸肌腱由中央的腱性部分和矢状面束组成，其不仅起到伸直手指的作用，而且还可以缓冲作用于其下关节的力量[4]。伸肌腱在掌指关节没有符丽点，而且在掌指关节屈伸时，该肌腱是沿长轴滑动的。起源于掌横韧带的矢状束以及掌板可以通过形成软组织滑槽的方式，使伸肌腱固定在掌骨头中央的[7]。掌指关节近端出现肌腱之间的交联现象，这也进一步增加了伸肌腱的稳定性[8]。

　　拳击运动员出拳时会损伤伸指装置、关节囊和关节软骨面。这种损伤是进行性加重的，未经治疗的长期、反复的伸指装置损伤会引起骨性损伤[4]。

临床表现

如果出拳击打后一段时期内出现掌指关节的疼痛、肿胀、伸指延迟或关节活动度受限等症状，就应该怀疑是否存在手部损伤。在关节屈曲时，伸肌腱中心部分可能存在松弛，或者可以在矢状面上触诊到明显的关节间隙。

检 查

拍摄 X 线片，以排除是否存在骨折或其他骨软骨损伤，但是在通常情况下放射影像学表现为阴性。超声检查可能会发现矢状带（sagittal band）损伤部位存在浅表的水肿；在损伤严重病例中，超声检查可以发现肌腱轨迹异常，甚至肌腱会滑向一侧。有时超声检查还会发现关节囊的损伤。磁共振成像可以发现矢状带损伤处存在液体，深面的关节囊会增厚，伸直能看到偏向一侧的肌腱。在更加严重的病例中，也可以用关节造影来显示深层的关节囊时候存在损伤。但是，根据一些资深专家的经验，有时候术前影像学检查可能发现不了异常，只有在手术探查中才能发现矢状带损伤。在临床工作中，正确诊断出是否存在矢状带损伤十分重要。

治 疗

一旦发生损伤，为了使拳击手重返赛场，就需要通过手术治疗来修复损伤并挽救手部的功能。治疗得当的话，拳击手康复3~4 个月就能重新开始训练和比赛。手术时，在掌骨头处做弧形手术切口，以避免手术瘢痕通过掌指关节中央，因为如果这样，拳击手击打时局部会出现疼痛。手术中小心探查肌腱和矢状带，也可以通过矢状带缺损处探查关节囊和关节面软骨。

如果损伤造成软骨面的缺损，就要仔细清创；软骨创面要钻孔，有时还得用关节囊瓣再造关节面以促进纤维软骨形成[4]。应在掌指关节屈曲 90°时修复矢状带，这样可以防止其过度紧张阻碍掌指关节屈曲。如果深层的关节囊也损伤了，提示损伤程度较重，在这种情况下如要直接缝合关节囊，也必须在掌指关节屈曲条件下进行。如果掌指关节屈曲时无法缝合关节囊的话，就任其呈张开状态待之后二期处理。

术后患者佩戴夹板 4 周，将掌指关节制动与屈曲 90°位。如果患者恢复掌指关节正常活动度并未出现局部疼痛，这时就可以重返拳击赛场。

预　后

笔者研究了 11 例患者、13 侧手部损伤病例，其中没有 1 例患者出现骨软骨损伤，7 例出现关节囊损伤。在所有病例中，示指和中指最易受累。伸肌腱沟损伤大多数见于尺侧，但也可见中央和桡侧损伤。所有患者 3~8 个月内就能恢复拳击比赛，掌指关节可以屈曲至 90°，上肢功能评分（DASH score）可以恢复到正常的 0 分。

腕掌关节不稳

解剖和病理

与骨折合并脱位的情况相比，孤立的示指、中指所对应的腕掌关节脱位并不常见，这是由该关节特殊的解剖结构所决定的 [9,10]。掌骨近端与远排掌骨构成腕掌关节。示指所对应的掌骨近端关节面呈 V 形，与远端的大、小多角骨和少部分头状骨形成关节。中指所对应的掌骨与头状骨形成三角形的关节面。这样的排列方式，使示指、中指所对应的掌骨及远排腕骨指间形成坚强的榫卯结构和韧带连接 [4]。这种相对的稳定结构使第二、第三腕掌关节仅有屈曲 1°、背伸 3°的活动度 [9,11]。

环指所对应的掌骨与远排腕骨中的钩状骨形成的关节面呈矩形，也与头状骨形成较小的关节面 [4]。小指所对应的掌骨与钩状骨形成马鞍状的关节。这两个腕掌关节相对灵活，在做将各个手指聚拢成环状的动作时，其分别可以屈曲 15° 和 40°。

腕掌关节存在静态和动态的稳定结构。静态稳定结构由背侧和掌侧韧带构成，其中背侧的更强韧一些。这些韧带的数量和符丽点都存在很大变数，通常示指和中指所对应的腕掌关节各有两条韧带，环指和小指所对应的腕掌关节则只有一条。不但如此，示指、中指、环指所对应的掌骨指间也存在骨间韧带。

示指和中指所对应的腕掌关节的动态稳定结构是桡侧腕长伸肌（extensor carpi radialis longus）、桡侧腕短伸肌（extensor carpi radialis brevis）以及桡侧腕屈肌，而尺侧腕屈肌（flexor carpiulnaris）和尺侧腕伸肌（extensorcarpi ulnaris）则起到稳定小指所对应的掌指关节。

这样的解剖结构使示指和中指能够配合拇指做一些更加精确的动作，也可以使环指和小指在做抓和握的动作时更加有力量。

外伤时，当屈曲暴力作用于掌骨头时，力量会沿掌骨传导至其基底部，并在腕掌关节处形成向背侧撬拨力量，这就引起了腕掌关节的不稳。

临床表现

腕掌关节不稳通常是由慢性的反复损伤引起的，而不是一次外伤导致。患者就诊时常主诉局部疼痛、无力且无法继续拳击运动。受伤腕掌关节可触及不稳或活动时可闻及捻发音。慢性腕掌关节失稳以及继发性关节退变会引起捏物乏力和疼痛。腕骨可能由于撞击或松弛而突出于皮下。

通过 X 线平片来诊断腕掌关节不稳有时比较困难，因为这种失稳是一种动态表现，有时还需要对关节施加一定的应力。笔者的经验是，检查是从背侧向掌骨头施加力量，诱发腕掌关节失稳，可在透视或超声下进行上述检查。CT 扫描可以显示微小的关节松弛以及掌骨基底掌侧的钙化灶。应仔细辨认钙化灶，因为如果进行手术治疗，术中需切除钙化灶使关节复位。

治　疗

腕掌关节失稳的早期治疗包括夹板固定、绷带捆扎以及向受累关节腔注射类固醇药物。但是对于如果已经骨质增生和关节退变的病例，上述治疗方法通常无效[4]。当失稳症状无法缓解，并且拳击手无法重返赛场时，这就需要手术治疗。既往的治疗方案是临时克氏针固定腕掌关节，但是有的患者会再次发生腕掌关节不稳，所以这种治疗方式的远期效果并不理想[5]。现在手术方式推荐性失稳腕掌关节的融合术[4,5]。手术过程中需复位关节并切除多余的骨质。为了提高融合率，手术还要彻底清理关节面软骨。如需关节腔植骨，进而以就近取桡骨远端的骨质或取自体髂骨。植骨时将松质骨打压植入关节腔底部，最上面嵌入带有皮质骨的骨块。虽然这种植骨的方式本身具有一定的稳定性，但是仍需要使用克氏针、无头加压螺钉、记忆合金门形钉等内固定装置。具体使用何种内固定物对于疗效并无差别[4]。在成功融合之前还需要配搭石膏或夹板。术后 6 周可以去除克氏针，但如果使用螺钉的话则可以将其留在体内。留在体内的螺钉会使局部的应力集中，也就是说当拳击手恢复训练或比赛时，有可能出现螺钉周围的骨折。所以基于以上考虑，拳击手体内的螺钉最终还是要取出的[4]。术后可以通过理疗来恢复关节活动度和手部力量。拳击手想要恢复比赛，只能等待骨性融合并且完全康复之后，这一过程有时长达 12 个月 [4]。

预 后

Nazarian 等 [5] 报道了在澳大利亚的两个相对独立的医疗团队治疗的 13 例职业拳击手，以及 1 例在英国治疗的拳击手的病例。所有患者采取非手术治疗时都失败了，表现为因为手部疼痛，这些拳击手都无法继续训练或比赛。4 例患者后来接受了切开复位克氏针内固定手术，其中 2 例患者由于病情反复又接受了腕掌关节融合手术。剩下的 9 例患者，吸取之前的教训后，都接受了关节融合手术。这 9 例患者中，有 1 例融合后需要二次手术取出内固定螺钉，还有 1 例又加做了第二、第三掌骨指间指骨融合手术。所有患者术后 3~12 个月后都恢复了拳击比赛。

总 结

对于拳击运动员，提倡手部损伤应该行手术治疗。了解这些损伤的临床特征和相关解剖结构对治疗这些拳击运动员至关重要。

虽然可以采取一些预防措施，但是一旦这类损伤发生，医生仍有机会使拳击手重返赛场。笔者提倡将失稳的腕掌关节融合，而不是做软组织重建；但是拳击运动员手（Boxer's Knuckle）损伤术中需要重建所有损伤的软组织。

问题与回答

1. 拳击运动中，作用于手部的应力是如何分配的？

答：示指和中指各承受 33% 的力量，环指和小指只承担 15%~20% 的力量。

2. 拳击运动员手（Boxer's Knuckle）损伤时会累及什么结构？

答：伸指装置、关节囊以及关节软骨。

3.腕掌关节失稳常常单独累及示指和中指所对应的腕掌关节，正确还是错误？

答：错误。

参考文献

[1] Stojsih S, Boitano M, Wilhelm M, et al. A prospective study of punch biomechanics and cognitive function for amateur boxers. Br J Sports Med, 2010, 44(10):725–730.

[2] Walilko TJ. Biomechanics of the head for Olympic boxer punches to the face. Br J Sports Med,2005,39(10):710–719.

[3] Hoare C, Singh H, Loosemore M, et al. Boxer's knuckle in elite athletes. Podium presentation at the British Society for Surgery of the hand autumn scientific meeting October,2014.

[4] Melone CP, Polatsch DB, Beldner S. Disabling hand injuries in boxing: Boxer's knuckle and traumatic carpal boss. Clin Sports Med,2009, 28:609–621.

[5] Nazarian N, Page RS, Hoy G, et al. Combined joint fusion for index and middle carpometacarpal instability in elite boxers. J Hand Surg Eur, 2013,39: 242–248.

[6] Hakistan RW, Tubiana R. Ulnar deviation of the fingers. The role of joint structure and function. J Bone Joint Surg Am, 1967,49:299–316.

[7] Ishizuki M. Traumatic and spontaneous dislocation of extensor tendon of the long finger. J Hand Surg Am,1970,15:967–972.

[8] Wehbe MA. Junctura anatomy. J Hand Surg Am,1992,17:1124–1129.

[9] Pankaj A, Malhotra R, Bhan S. Isolated dislocation of the four ulnar carpometacarpal joints. Arch Orth Tr Surg,2005,125:541–544.

[10] Santini A, Douglas DL. Second metacarpal joint dislocation: an impossible situation. Int J Clin Pract,1998,52:517–518.

[11] Gunther SF. The carpometacarpal joints. Orth Clin North Am, 1984,15: 259–277.

第9章

舟骨骨折

Joel V. Ferreira, Juan Marcelo Giugale, Mark Baratz

学习关注点

- 触诊"鼻烟窝"时，腕关节应保持在伸直中立位并最大限度的尺偏的体位：这种体位可以显露手舟骨面积的25%。

- 如果临床查体怀疑存在舟骨骨折，必须进行影像学检查。

- 如果X线片证实了存在舟骨骨折，建议进一步行CT扫描，以确定骨折类型并据此制定手术方案；这样才能使运动员更好的康复并尽快重返赛场。如果X线片未发现骨折，建议行MRI检查，以便显示舟骨隐匿性骨折。

- 运动员自身的因素很大程度决定了采取何种治疗方案，当然骨折的部位、移位情况以及骨折线的方向也很重要。

- 运动员何时能恢复比赛取决于很多因素，并且也因人而异。骨折类型、治疗方案、运动员所从事的运动项目以及在赛场上的位置等多种因素都在应考虑范围之内。

J. V. Ferreira
Department of Orthopaedic Surgery, UConn Health,
Farmington, CT, USA

J. M. Giugale
Greater Pittsburgh Orthopaedic Associates, Pittsburgh, PA, USA

M. Baratz (✉)
Hand and Upper Extremity, Department of Orthopaedic Surgery,
University of Pittsburgh Medical Center, Pittsburgh, PA, USA

© Springer Nature Switzerland AG 2019
M. Hayton et al. (eds.), *Sports Injuries of the Hand and Wrist*,
In Clinical Practice,
https://doi.org/10.1007/978-3-030-02134-4_9

引　言

　　舟骨骨折是最常见的腕骨骨折，对于运动员来说，如果舟骨骨折没有被准确地诊断和及时的治疗，那么结局将是灾难性的。在整个人群中，舟骨骨折的发生率据估计为每 10 万人有 1.4~26 人，病例主要集中于 10~30 岁男性人群[1-3]。军队中舟骨骨折的发生率是前述的 4 倍之高；大学足球运动员中，据估计每年舟骨骨折发生率接近 1%[4,5]。

　　舟骨表面面积的 80% 都有软骨覆盖。就因为这样，舟骨的主要血供来源于桡动脉背支，逆行血流经舟骨远端注入[6]。舟骨骨折会阻断这一脆弱的血供；如果这一骨折未被发现，将有很高风险出现舟骨骨折假关节形成（pseudoarthrosis）、舟骨缺血性坏死（avascular necrosis）或创伤性腕关节炎（posttraumaticwrist arthritis）。由于近排腕骨骨折后发生假关节形成的风险是其他骨折的 7 倍，所以需要格外关注[7]。

　　导致腕舟骨骨折的受伤机制常常是摔倒时手部着地，同时腕关节背伸并桡偏；腕关节的这一体位会将大部分的暴力传导至舟骨[8]。有时，作用于腕关节的直接外力也会导致舟骨骨折，如棒球或曲棍球的直接撞击。有的不主要依靠手部活动的运动员，如足球运动员，发生舟骨骨折后可能不出现伴随症状，并且甚至伤后数周至数月才来就诊。所以，为了及早确诊，运动教练、运动团队的其他人甚至队医都要时刻保持对舟骨骨折的警惕性。

诊　断

　　一旦发生舟骨骨折，运动员立即会觉得腕部疼痛。外部背侧偏桡侧会出现压痛和肿胀。腕关节活动时疼痛及无力常常出现。

一些刺激性的查体手法可用来评估是否有舟骨骨折的存在。以桡茎突远端的第一和第三背伸肌室为界的解剖空间被称为鼻烟窝，可以触诊此处来判断有无舟骨骨折。触诊鼻烟窝时，腕关节应保持在伸直中立位并最大限度地尺偏的体位：也就是之前提及的可以触诊到舟骨25%面积的体位（图9.1）。手腕伸直和拇指纵向挤压触碰舟状骨结节也会导致骨折处的压痛。使用上述检查手法，并将检查结果结合患者个人情况进行分析，是发现舟骨骨折最准确且比较敏感的方法，但是最敏感的方法其实是在专科查体时进一步做上述检查 [9,10]。

如果根据临床表现怀疑存在舟骨骨折，则应完善放射照片检查。舟状骨骨折的影像学摄片通常有包含以下4种：前后位片、侧位片、腕关节极度尺偏时的后前位片、腕关节45°半旋前位时（45° semi-pronated）的后前位片。后两种X线片将分别呈现舟骨近极和舟骨腰部/远极的最佳视图（图9.2，图9.3）。

磁共振成像（MRI）可用于X线片上显示不清的可疑骨折。MRI对舟状骨骨折的诊断灵敏度高达97%，特异性高达99%[11-13]。这种成像方式可以检测到骨折线和骨水肿，也可以提供有关舟状近端血供的关键信息。

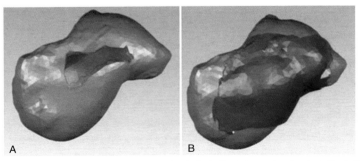

图9.1 （A）腕关节桡偏时可触诊到的舟骨面积。（B）腕关节尺偏时可触诊到的舟骨面积

　　计算机体层扫描（CT）可以清楚地显示皮质骨的细节情况，有助于确定骨折的确切位置、类型、移位和角度（图 9.4）。

　　为了获得清晰的图像应将层厚设置在 1mm，同时应由经验丰富的 CT 技术员摆放患者体位，因为前臂旋转不当会导致舟状成像受到周围骨质的影响[14]。

　　CT 扫描也经常用于术后评估，在术后几周到几个月，通过 CT 观察是否存在桥接骨痂形成，以评估骨折是否愈合。

　　骨扫描也是诊断舟骨损伤的一个经典的影像学方法。由于骨

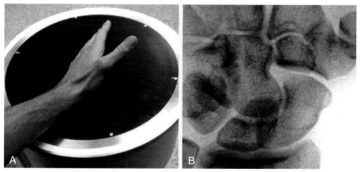

图 9.2　（A）腕关节半旋前位示意图。（B）半旋前位时腕关节 X 线片表现

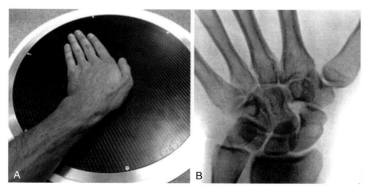

图 9.3　（A）腕关节极度尺偏示意图。（B）腕关节极度尺偏时的腕关节 X 线片表现

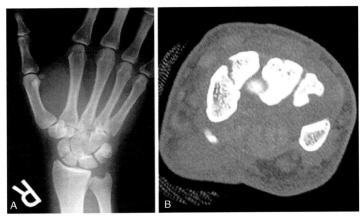

图 9.4 （A）腕关节前后位视图显示，可能存在非移位型舟骨骨折。
（B）同一腕关节轴位 CT 断层显示腕舟骨骨折成角畸形

扫描不像磁共振成像敏感或特异，也不像 CT 可以为术前计划提供
骨折细节，因此，骨扫描不作为常规检查方法 [12,13]。然而，当患
者无法或不能耐受 MRI 检查时（某些金属植入物、起搏器或幽闭
恐惧症），可考虑行骨扫描检查。

　　如果 X 线片证实有临床怀疑的舟骨骨折，那么建议进行 CT
扫描，以评估骨折类型，并制定手术计划，为运动员提供最佳的
康复机会并尽快重返赛场。如果放射照片没有显示临床上怀疑的
舟骨骨折，推荐行磁共振检查来寻找隐匿性骨折。上述推荐方法
仍存在争议，因为经典的教科书式的方法建议医生在伤后 2~3 周
内对患肢进行固定并反复拍 X 线片，寻找可疑骨折处的影像学变
化。在优秀运动员群体中，磁共振成像可以防止不必要的固定，
并允许更及时的恢复比赛。

分 型

　　关于舟骨骨折学界已经开发出许多分类系统。最常用的分型

系统是基于舟状骨骨折的位置：远端 1/3（结节）骨折，中 1/3（腰部）骨折和近端骨折。这种分型的原因是基于骨折愈合的时间。如上所述，舟骨的血液供应特点使近端骨折的愈合时间较长。舟骨远端 1/3 骨折或舟骨结节骨折通常在 4~6 周内愈合。舟骨中部 1/3 骨折，也称为舟骨腰部骨折，是最常见的骨折类型，通常需要长达 12 周的愈合时间。舟骨近端骨折需要 4~6 个月才能完全愈合，但由于近端血供不足，常常会导致骨不连的发生 [15]。

梅奥（Mayo）分类系统也基于这种简单的解剖描述，但进一步增加不稳定性骨折的构成。如果骨折移位超过 1mm 或显示腕关节不稳定 [舟骨月骨角（scapholunate angle）>60°，桡骨月骨角（radiolunate angle）>15°或舟骨外侧角（lateralintrascaphoid angle）>30°]，则认为骨折不稳定，需要手术固定 [16]。

Russe 分型法是 1960 年发展起来的，其基于骨折的方向，将舟骨骨折分为横行骨折、垂直斜行骨折和水平骨折。横行是最常见的类型，约占舟骨骨折的 60% 左右。约 35% 的舟骨骨折出现水平斜形，这种骨折类型被认为比单纯横形骨折不稳定。垂直斜行骨折仅占舟骨骨折的 5%，但被认为是三种类型中最不稳定的，通常需要手术治疗 [17]。

Hebert 改良分类系统综合了骨折稳定性和损伤时间等因素 [14,15,18]。A 型骨折代表急性稳定性骨折，B 型骨折代表急性不稳定性骨折，C 型骨折代表延迟愈合，D 型骨折代表骨不连。然后根据不同的损伤和移位情况再进一步细分。A 型骨折分为结节性骨折（A1）和舟骨腰不完全性骨折（A2）。B 型骨折分为远端 1/3 斜形骨折（B1）、舟骨腰部完全性骨折（B2）、近端骨折（B3）、骨折伴脱位（B4）和粉碎性骨折（B5）。在各个亚型中，B3 骨折根据舟骨月骨角度小于或大于 60°进一步分为 B3a 和 B3b 型 [19]。C 型骨折代表所有延迟愈合超过 4 个月的骨折。最后，根据纤维

（D1）或硬化（D2）骨不连的存在，D 型骨折被进一步分为 D1 和 D2 型。上述分型还可以根据舟骨缩短和退行性改变的程度进一步细分（舟骨骨折骨不连晚期会导致舟骨塌陷）。

治　疗

舟骨骨折的闭合治疗

患者自身的因素在决定治疗中起着重要作用，与骨折的位置、移位情况和骨折线方向同等重要。社会、经济和精神因素在一般舟骨骨折患者的治疗中也起着重要作用，但在运动员患者中这些因素更为重要 [15]。骨折制动会导致僵硬、虚弱和功能失调，这些可能会对竞技运动员造成严重损害 [19]。但这种闭合的治疗方式可能仍会被一些运动员接受，这主要取决于他们在赛场的位置。

对于非移位或移位较小的舟骨骨折的治疗尚存在争议。对于竞技运动员，如何选择最佳治疗方案会更加复杂。无移位的舟骨远端骨折可以用石膏固定治疗 6 周，骨折愈合率很高 [19]。有研究表明，对于不移位的舟骨腰部骨折，石膏固定的骨折愈合率在 87%~95%[15,19,20]。据 Grewal 等 [21] 报道，无论骨折部位如何，经非手术治疗的一系列舟骨骨折病例显示出相同的愈合率。然而，笔者也确实发现大部分舟骨近端骨折病例需要更长的愈合时间。

当选择非手术治疗时，关于固定的具体方案仍存在争议，包括腕关节固定位置、邻近关节是否同时固定，以及石膏固定持续多长时间。关于腕关节固定的位置有很多不同的看法。有些人主张将腕关节固定于屈曲位，而另一些人则建议过伸腕关节并固定 [22]。不过，也有学者主张腕关节固定于屈曲和桡偏位，以放松桡骨舟骨韧带（radioscaphocapitate ligament），达到更高的愈合率 [16]。尽管有这些不同的固定方案，但没有临床数据支持某一个特定固定体位的愈合率更优 [22]。然而有证据表明，如果腕关节在屈曲 20°时固定，去除固定 3 个月后，手腕背伸会受到更大的限制 [22]。在一般情况下，建议将腕关节固定于中立位或轻度背伸位。

使用长臂还是短臂石膏固定治疗舟骨骨折仍是一个争论的话题。最初，闭合治疗方案包括 4 周的长臂石膏固定，然后是短臂石膏固定，直至骨折愈合。1989 年，Gellman 等对 51 例急性非移位舟状骨骨折的石膏固定病例进行了前瞻性随机对照研究。尽管研究发现长臂和短臂石膏固定的愈合率相似，但长臂石膏固定可以加快骨折愈合（9.5 周 *vs.* 12.7 周）[23]。最近的一项荟萃分析显示，没有明显的证据支持长臂石膏固定优于短臂石膏固定 [24]。因此，单独使用短臂石膏固定治疗舟骨骨折变得更加普遍。在运动员群体中，对于选择长臂或短臂石膏仍然存在变数，但通常采用短臂石膏固定。如果患者在初次尝试使用短臂石膏固定时存在持续性疼痛，或患者存在依从性欠佳的情况，则应考虑长臂石膏固定。

拇指是否需要固定也存在争议。传统观点认为拇指应该固定在外展位（position of opposition），以减少拇长展肌和拇短展肌的张力。Clay 等 [25] 进行了一项前瞻性随机对照研究，发现舟骨骨折 6 个月后，拇指外展固定和无拇指外展固定相比，骨折愈合率没有差异。尽管有这项研究的发现，拇指外展固定仍然是运动员舟骨骨折非手术治疗的标准方式 [15,19]。

舟骨骨折如果确定采取保守治疗，选择合适的固定时间十分重要。固定时间可以参考本章分型部分关于骨折位置和骨折稳定性的表述。教科书所载的经典方法是，舟骨结节骨折可以在固定 6 周内愈合，非移位的远端 1/3 骨折和舟骨腰部骨折可能需要固定 10~12 周，非移位的近端 1/3 骨折可能需要固定 4~6 个月才能完全愈合。

如前所述，随着长时间的制动，失用性骨质减少、功能失调和僵硬的风险会大大增加，所以竞技运动员可能不适宜这种治疗方案[19,26]。无论舟骨骨折线的位置如何，所有采取石膏制动的骨折均需要定期随访并复查 X 线片。随访中如果发现骨折移位、舟骨塌陷或囊性骨吸收，则需要转为手术治疗。

舟骨骨折手术治疗

舟骨骨折伴移位、成角畸形或粉碎性骨折最好接受手术治疗。对于罹患无移位型舟骨骨折的运动员来说，如何选择最好的治疗方案存在一定的风险。如采取前述的闭合治疗，骨折愈合率为 87%~95%，但可能需要固定 10~12 周的时间[15,19,20]。舟骨近端骨折的愈合率要低得多（65%），也需要更长的治疗时间（4~6 个月）[16]。经皮螺钉内固定治疗未移位的舟状骨腰部骨折在竞技运动员中比闭合的非手术治疗具有显著的优势，手术治疗可以更早地开始功能锻炼、骨折愈合更快、关节活动度更好和更早地恢复工作或比赛。Bond 等[27]报道的一项前瞻性随机对照研究显示，患急性、非移位舟状骨腰部骨折的军人，如采取经皮螺钉固定手术治疗，与石膏固定相比，骨折愈合时间（7 周 vs. 12 周）和恢复工作时间（8 周 vs. 15 周）会更快。然而，术后 2 年，这些军人患者在关节活动度、握力或患者满意度方面无明显差异。最近的一项前瞻性随机对照研究显示，手术组在术后 8 周内的关节活动度、患者满意度和握力明显优于对照组[20]；术后 3 个月，手术组握力保持较好，但在这个时间点后，两组患者在上述指标方面没有显著差异。研究还发现，在非手术治疗的 44 例舟骨骨折中，有 10 例在术后 12 周内没有骨折愈合的影像学证据，而手术组的所有骨折都已愈合。根据这些数据，作者建议如果在伤后 6~8 周内没有骨折愈合的迹象，就应尽早改为手术固定治疗。尽管上述研究结果令人欣慰，但经皮内固定手术并非没有风险。经皮内固定术后存在感染和瘢痕形成的风险[20]。手术治疗的骨折愈合率并不是100%，而且只要采取手术就有可能产生与骨折复位和固定相关的并发症[28]。

经皮螺钉内固定相比于传统的开放手术更适合于容易复位的舟骨骨折。尽管传统的开放手术可以更好地显示骨折复位和更精确的内固定材料置入，但其代价是增加损伤，这可能会破坏血管和重要的掌侧桡骨腕骨韧带或背侧关节囊韧带（volar radial carpal or dorsal capsular ligaments）。有研究表明，经皮内固定治疗轻微移位的舟状骨骨折效果良好[27,29]。

对于移位大于1~2 mm的舟骨骨折、严重粉碎性舟骨骨折、不稳定性舟骨骨折以及舟骨近端骨折，通常建议采用切开复位和内固定手术[15]。合并腕关节不稳的骨折，如经舟骨月骨周围脱位（trans-scaphoid perilunate dislocation）或舟骨月骨间韧带（scapholunate interosseous ligament，SLIL）损伤，均应采用切开复位内固定治疗。当舟骨骨折骨不连的病例合并畸形，如成角畸形时（humpback posture），需要采取切开复位内固定手术治疗。掌侧入路通常用于有移位的舟骨远端1/3骨折，而背侧入路则用于有移位的舟骨近端1/3骨折。舟骨腰部骨折可以采取前述任何一种方法手术入路，其主要取决于手术医生的偏好。掌侧入路可以更好地显示舟骨远端，减少对血液供应的损伤，也可以更好地矫正舟骨畸形或塌陷。然而，术中显露时如果不修复掌侧韧带（volar ligaments），可能导致继发性腕关节不稳[30]。也有报道称，瘢痕增生会导致疼痛和腕关节背伸活动度减少[20]。手术切口位于舟状骨结节体表投影处。在舟骨结节的近端，沿着桡侧腕屈肌（flexor carpi radialis，FCR）肌腱做一个长约3cm的纵向切口。在舟骨结节的远端，切口弧形转向拇指根部，即舟骨-大多角骨-小多角骨关节（scaphotrapezotrapezoidal joint，STT joint）体表投

0

影处。在显露过程中识别桡动脉掌浅支并将其结扎。应将桡侧腕屈肌鞘尽可能地向远侧切开，并将桡侧腕屈肌腱向尺骨牵开。这样可以显露桡侧腕屈肌鞘的基底部与腕关节囊掌侧的融合处。仔细分离关节囊及桡骨 - 舟骨 - 头状骨韧带（radioscaphocapitate ligament）。从桡侧腕屈肌的桡侧分离并翻起腕掌侧关节囊，这样可以保证大部分腕掌侧关节囊的完整性。同时将腕关节背屈，轴向牵拉拇指，对正确暴露腕舟骨远端有很大帮助。这种入路的一个潜在问题是，向舟骨远侧尺侧端旋入螺钉会受到大多角骨的阻碍 [31]。如果发生这种情况，就必须显露舟骨 - 大多角骨关节（scaphotrapezial joint）。这一显露过程需要向深层远端解剖并剥离部分鱼际肌的起点。切断舟骨 - 大多角骨韧带 [scaphotrapezial（ST）ligament]，打开舟骨 - 大多角骨关节囊。于大多角骨无关节面覆盖区域切除一小块骨质，以便更好地旋入螺钉。尽管使用这种技术有引起舟骨 - 大多角骨关节炎的潜在风险，但该风险并无研究证实 [32]。内固定完成后，修复掌侧关节囊，以恢复桡腕 - 舟骨 - 月骨韧带（radioscapholunate ligament）的完整性。

背侧入路可以更好地显露舟骨近端，保留掌侧韧带，并可以评估舟骨月骨间韧带（scapholunate interosseous ligament，SLIL）的情况。依据笔者经验，通过背侧入路可以更容易地将内固定螺钉放置在舟骨中心的位置。Soubeyrand 等 [33] 发现，舟骨腰部斜向骨折病例，如选用背侧入路可以将螺钉沿更加垂直的方向旋入。

这种方法确实有损伤舟骨近端血液供应的潜在风险，但多项研究表明舟骨缺血性坏死的风险并没有增加 [34-36]。

无论螺钉是通过开放入路还是经皮置入，其目的都是尽量使骨折稳定。生物力学研究表明，在舟骨中心轴上旋入较长的螺钉，可以使固定强度更优 [37,38]。为了能旋入最大长度的内固定螺钉，螺钉头部应位于软骨下骨的深面。单凭术中透视很难判断螺钉的

深浅，这可能导致螺钉位置突出[39]。关于舟骨骨折经皮顺行螺钉
固定的研究表明，最好通过直视观察螺钉的位置[39]。这也使许多
人主张采取有限的背侧切口而不是经皮螺钉固定。另外，Adamany
等[40]发现背侧经皮固定有损伤骨间背神经（posterior interosseous
nerve，PIN）、指总伸肌（extensor digitorum communis，EDC）的
示指部分和示指固有伸肌（extensor indicis proprius，EIP）的危险。
关于导针的直径，Adamany 等发现为避免骨间背神经（PIN）和指
总伸肌（EDC）的损伤应选取直径 2.2mm 以内的导针，而避免示
指固有伸肌（EIP）的损伤应选取直径 3.1mm 以内的导针。为了
使内固定螺钉位于舟骨的中央，需要部分显露大多角骨，在这种
情况下也推荐使用有限的掌侧入路。

也可以在关节镜辅助下进行舟骨骨折固定，这样可以充分显
露舟骨近端关节软骨处的内固定螺钉旋入点。这项技术的支持者
也提到了该技术可以评估和治疗相关软组织损伤[41,42]。同时，使
用关节镜也不需要在螺钉置入过程中手腕过度弯曲，这可以防止
对骨折的牵拉和骨折成角畸形的出现[42]。关节镜放置在 3~4 入路，
并创建一个 6R 入路用于放置器械。对邻近舟状骨的背侧滑膜进
行彻底清创，以便观察舟骨近端关节面。当完成软组织损伤的评
估和治疗后，关节镜可放置在 6R 入路，将腕关节弯曲到 30°。如
Geissler[42]所述，将一枚 14 号针头穿过 3~4 入路，在舟骨月骨间
韧带（SLIL）符丽点处刺入舟骨近端。然后通过术中透视调整进
钉点，再通过针头插入导针。在旋入螺钉固定之前，拍摄前后位、
侧位和斜位 X 线片以验证导针的位置是否正确。这项技术取得了
很好的效果，骨折愈合率高达 100%[42,43]。

笔者选择了通过一个小的开放性背侧入路（图 9.5）来治疗大
多数急性舟骨骨折病例，在某些情况下需要关节镜辅助。

在 Lister 结节处做一个背侧直切口，并向远端延伸约 2cm。

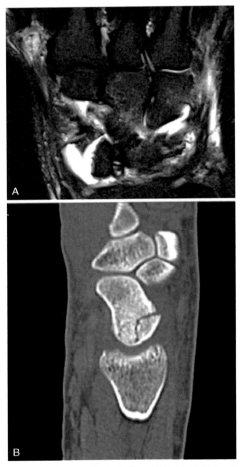

图 9.5 （A）职业棒球运动员的舟骨近端撕脱骨折的磁共振冠状位图像。
（B）职业棒球运动员的舟骨近端撕脱骨折的 CT 矢状位图像。（C）通
过腕背侧小切口显露舟骨近端骨折。（D）旋入内固定螺钉及防旋克氏针。
（E）术中透视显示内固定螺钉位置。（F）术后 7 周，舟骨骨折愈合时
的 CT 轴位图像

分离第四和第二间室之间的支持带。在通常情况下，拇长伸肌
（EPL）腱不受影响。在桡骨背缘做纵向切口分离腕背侧关节囊，
该切口向远端延伸至腕骨间背侧韧带处。腕关节向掌侧屈曲，以
便显露舟骨近端。探查舟骨月骨间韧带（SLIL）。复位骨折并用
一根导丝进行临时固定，如有必要，可在与螺钉路径平行且远离
螺钉路径的舟骨长轴上另外旋入一枚防旋克氏针。在腕关节弯曲
的情况下进行术中透视，明确导针放置的准确性并确保导针没有
发生弯曲。如果导针的位置尚可接受，继续向掌侧进针，在腕关
节背伸和轻微尺偏的情况下确认导针的最终位置是否良好。若怀

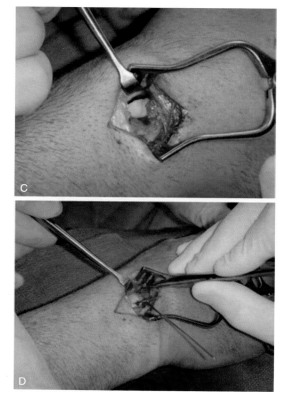

图 9.5（续）

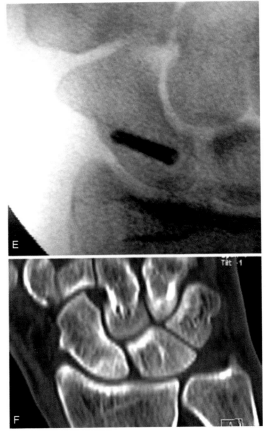

图 9.5（续）

疑骨折复位存在问题或内植物损伤关节软骨，则应在关节镜下检查桡腕关节和腕骨间关节。关节镜检查时，手和手腕被悬挂在牵引架上。关节镜经尺侧腕骨间入路（ulnar midcarpal portal）插入。从该入路观察腕骨间关节面及其结构的稳定性。接下来将关节镜置入桡腕关节内，确认舟骨骨折在桡骨表面的复位情况。屈曲腕关节，通过腕背侧切口旋入导针。选择合适长度的螺钉并将其沿导针旋入。沿导针旋入空心钻，最后旋入内固定螺钉。拔出导针，并通过透视和反复关节镜探查的桡腕关节和腕骨间关节以确定舟骨骨折的复位情况。

重返赛场

决定运动员何时才能重返体育活动取决于许多因素，而且每个患者都有自己的特点。骨折类型、治疗方法、运动类型和运动员在赛场上的位置都是需要考虑的因素。不需要上肢参与的非竞技性运动的运动员，如果计划进行石膏固定治疗，往往可以立即恢复比赛。在那些接受手术固定的运动员患者中，当切口完全愈合并且疼痛得到控制时，方可恢复运动。

对于参加竞技性运动或需要上肢参与的非竞技性运动的运动员，在何时重返赛场的问题上存在着巨大争议。对于无移位的稳定性舟骨骨折患者，明确其上肢恢复竞技运动所需的腕关节运动度非常重要。如果运动员必须在患肢仍需固定时就要恢复比赛，应告知其骨折移位和骨不连的风险。这些运动员大多选择立即恢复比赛。目前尚无这种情况下的骨折治愈率的数据。医生的个人经验表明，这类无移位的稳定性舟骨骨折大多会愈合。没有患者需要在赛季结束后再行手术内固定治疗。

当运动员需要用腕关节参与运动时，其可能无法在舟骨骨折的情况下完成比赛。在某些情况下，舟骨骨折的运动员仍选择坚持比赛；在这些情况下，运动员被迫在赛场上使用弹力绷带，在训练和休息时用石膏或夹板固定骨折（图 9.6）。通过这种疗法，骨折可以继续愈合，或者在赛季结束时运动员患者必须接受手术治疗。

如果运动员不能参加比赛，则手术治疗还是非手术治疗均可采纳。笔者的做法是反复行 CT 扫描，直到有桥接骨痂形成的

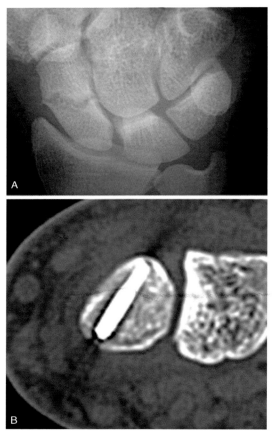

图 9.6 （A）一位职业棒球运动员腕关节前后位 X 线片，该患者非优势侧腕关节过伸损伤 3 周后诊断为腕舟骨腰部非移位性骨折。患者坚持带伤完成整个赛季的比赛。患者在训练及休息时手腕固定在一个包含拇指的短臂夹板中。比赛中佩戴包含拇指的短臂支具。（B）棒球投球选手，间断固定 9 周、确诊舟骨骨折 6 周后的腕关节冠状位 CT 图像

证据[19,44]。随后进行康复治疗，当运动员患肢疼痛明显缓解并且握力相当于健侧手 80% 时，才可允许他重返赛场。

总　结

舟骨骨折难于治疗，诊断延迟也是个问题。一旦舟骨骨折确诊，必须根据受伤因素（骨折类型、骨折位置、受伤时间）和患者因素（运动类型、场上位置、赛季时间）制定具体的治疗计划。治疗的目的是达到骨性愈合，并使并发症发生率降到最低，以促进运动员最快、最安全地重返赛场。

参考文献

[1] Duckworth AD, Jenkins PJ, Aitken SA, et al. Scaphoid fracture epidemiology. J Trauma Acute Care Surg,2012,72:E41–45.

[2] Jonsson BY, Siggeirsdottir K, Mogensen B,et al. Fracture rate in a population-based sample of menin Reykjavik. Acta Orthop Scand,2004, 75:195–200.

[3] Van Tassel DC, Owens BD, Wolf JM. Incidence estimates and demographics of scaphoid fracture in the US population. J Hand Surg Am,2010,35A: 1242–1245.

[4] Riester JN, Baker BE, Mosher JF,et al. A review of scaphoid fracture healing in competitive athletes. Am J Sports Med, 1985,13(3):159–162.

[5] Wolf JM, Dawson L, Mountcastle SB, et al. The incidence of scaphoid fracture in a military population. Injury, 2009,40:1316–1319.

[6] Gelberman RH, Menon J. The vascularity of the scaphoid bone. J Hand Surg Am,1980,5:508–513.

[7] Eastley N, Singh H, Dias JJ, et al. Union rates after proximal scaphoid fractures; a meta-analyses and review of available evidence. J Hand Surg Eur, 2013, 38(8):888–897.

[8] Majima M, Horii E, Matsuki H, et al. Load transmission through the wrist in the extended position. J Hand Surg Am,2008,33:182–188.

[9] Parvizi J, Wayman J, Kelly P,et al. Combining the clinical signs improves

diagnosis of scaphoid fractures: a prospective study with follow-up. J Hand Surg Br,1998,23:324–327.

[10] Unay K, Gokcen B, Ozkan K, et al. Examination tests predictive of bone injury in patients with clinically suspected occult scaphoid fracture. Injury, 2009,40:1265–1268.

[11] Ring D, Lozano-Calderón S. Imaging for suspected scaphoid fracture. J Hand Surg Am, 2008,33:954–957.

[12] Yin ZG, Zhang JB, Kan SL, et al. Diagnosing suspected scaphoid fractures: a systematic review and meta-analysis. Clin Orthop Relat Res,2010,468:723–734.

[13] Yin ZG, Zhang JB, Kan SL, et al. Diagnostic accuracy of imaging modalities for suspected scaphoid fractures: meta-analysis combined with latent class analysis. J Bone Joint Surg Br,2012,94–B(8):1077–1085.

[14] Ring D, Jupiter JB, Herndon JH. Acute fractures of the scaphoid. J Am Acad Orthop Surg,2000,8:225–231.

[15] Rizzo M, Shin AY. Treatment of acute scaphoid fractures in the athlete. Curr Sports Med Rep,2006,5(5):242–248.

[16] Cooney WP, Dobyns JH, Linscheid RL. Fractures of the scaphoid: a rational approach to management. Clin Orthop,1980,149: 90–97.

[17] Russe O. Fracture of the carpal navicular: diagnosis, nonoperative treatment, and operative treatment. J Bone Joint Surg Am,1960,42:759–768.

[18] Herbert TJ, Fisher WE. Management of the fractured scaphoid using a new bone screw. J Bone Joint Surg Br,1984,66–B:114–123.

[19] Belsky MR, Leibman MI, Ruchelsman DE. Scaphoid fracture in the elite athlete. Hand Clin,2012,28(3):269–278.

[20] Dias JJ, Dhukaram V, Abhinav A, et al. Clinical and radiological outcome of cast immobilization versus surgical treatment of acute scaphoid fractures at a mean follow-up of 93 months. J Bone Joint Surg Br,2008,90(7):899–905.

[21] Grewal R, Suh N, Macdermid JC. Use of computed tomography to predict union and time to union in acute scaphoid fractures treated nonoperatively. J Hand Surg Am,2013,38(5):872–877.

[22] Hambidge JE, Desai VV, Schranz PJ, et al. Acute fractures of the scaphoid. Treatment by castimmobilization with the wrist in flexion or extension. J Bone Joint Surg Br,1999,81(1):91–92.

[23] Gellman H, Caputo RJ, Carter V, et al. Comparison of short and long thumb–

spica casts for non-displacedfractures of the carpal scaphoid. J Bone Joint Surg Am, 1989,71-A:354-357.

[24] Yin ZG, Zhang JB, Kan SL, et al. Treatment of acute scaphoid fractures: systematic review and meta-analysis. Clin Orthop Relat Res,2007,460: 142-151.

[25] Clay NR, Dias JJ, Costigan PS, et al. Need the thumb be immobilised in scaphoid fractures? A randomized prospective trial. J Bone Joint Surg Br, 1991,73(5):828-832.

[26] Skirven T, Trope J. Complications of immobilization. Hand Clin, 1994, 10(1):53-61.

[27] Bond CD, Shin AY, McBride MT, et al. Percutaneous screw fixation or cast immobilization for non-displaced scaphoid fractures. J Bone Joint Surg Am, 2001,83-A(4):483-488.

[28] Bushnell BD, McWilliams AD, Messer TM. Complications in dorsal percutaneous cannulated screw fixation of nondisplaced scaphoid waist fractures. J Hand Surg Am,2007,32(6):827-833.

[29] Saeden B, Tornkvist H, Ponzer S, et al. Fracture of the carpal scaphoid: a prospective, randomized 12-year follow-up comparing operative and conservative treatment. J Bone Joint Surg Br,2001,83(2):230-234.

[30] Buijze GA, Lozano-Calderon SA, Strackee SD,et al. Osseous and ligamentous scaphoid anatomy: part I. Asystematic literature review highlighting controversies. J Hand Surg Am,2011,36(12):1926-1935.

[31] Levitz S, Ring D. Retrograde (volar) scaphoid screw insertion-a quantitative computed tomographic analysis. J Hand Surg Am, 2005,30(3):543-548.

[32] Geurts G, van Riet R, Meermans G, et al. Incidence of scaphotrapezial arthritis following volar percutaneous fixation of nondisplaced scaphoid waist fractures using a transtrapezial approach. J Hand Surg Am,2011, 36(11):1753-1758.

[33] Soubeyrand M, Biau D, Mansour C, et al. Comparison of percutaneous dorsal versus volar fixation ofscaphoid waist fractures using a computer model in cadavers. J Hand Surg Am,2009,34(10):1838-1844.

[34] Bedi A, Jebson PJ, Hayden RJ,et al. Internal fixation of acute, nondisplaced scaphoid waist fractures via a limited dorsal approach: an assessment of radiographic and functional outcomes. J Hand Surg Am,2007,32(3):326-333.

[35] dos Reis FB, Koeberle G, Leite NM, et al. Internal fixation of scaphoid injuries using the Herbert screw through a dorsal approach. J Hand Surg Am,1993,18:792–797.

[36] Rettig ME, Raskin KB. Retrograde compression screw fixation of acute proximal pole scaphoid fractures. J Hand Surg Am, 1999,24:1206–1210.

[37] Dodds SD, Panjabi MM, Slade JF 3rd. Screw fixation of scaphoid fractures: a biomechanical assessment of screw length and screw augmentation. J Hand Surg Am,2006,31(3):405–413.

[38] McCallister WV, Knight J, Kaliappan R, et al. Central placement of the screw in simulated fractures of the scaphoid waist: a biomechanical study. J Bone Joint Surg Am, 2003,85–A(1):72–77.

[39] Tumilty JA, Squire DS. Unrecognized chondral penetration by a Herbert screw in the scaphoid. J Hand Surg Am,1996,21(1):66–68.

[40] Adamany DC, Mikola EA, Fraser BJ. Percutaneous fixation of the scaphoid through a dorsal approach: an anatomic study. J Hand Surg Am, 2008, 33(3):327–331.

[41] Geissler WB. Carpal fractures in athletes. Clin Sports Med,2001,20(1):167–188.

[42] Geissler WB. Arthroscopic management of scaphoid fractures in athletes. Hand Clin,2009,25(3):359–369.

[43] Slade JF 3rd, Gutow AP, Geissler WB. Percutaneous internal fixation of scaphoid fractures via an arthroscopically assisted dorsal approach. J Bone Joint Surg Am,2002,84–A(Suppl 2):21–36.

[44] Kovacic J, Bergfeld J. Return to play issues in upper extremity injuries. Clin J Sport Med, 2005,15(6):448–452.

第 10 章

腕骨骨折（舟骨除外）

Carlos Heras-Palou

学习关注点

对腕骨损伤要有正确的认识，并意识到有些可以非手术治疗，而有些则需要对运动员进行早期的手术干预。

引 言

舟骨骨折占所有腕骨骨折的 2/3。腕骨中其他骨受累的频率较低，依次为三角骨（triquetrum）占 15%、大多角骨（trapezium）占 6%、豌豆骨（pisiform）占 4%、头状骨（capitate）占 2%、钩状骨（hamate）占 2%、月形骨（lunate）占 1% 和小多角骨（trapezoid）占 1%，但确切的发病率因不同的文献而略有差异（表 10.1）。与舟骨骨折一样，所有类型的腕骨骨折主要发生在年轻男性。所有腕骨骨折都有诊断不足、多为关节内骨折、并发症发生率高的特点[1]，尤其是运动员腕骨骨折。

诊断要点包括保持对腕骨骨折的高度警惕、准确记录损伤病史以了解损伤的能量和机制、准确检查腕关节并获得适当的影像资料（因为有时 X 线平片不能显示腕骨损伤）。

C. Heras-Palou (✉)
Pulvertaft Hand Centre, Royal Derby Hospital, Derby, UK

© Springer Nature Switzerland AG 2019
M. Hayton et al. (eds.), *Sports Injuries of the Hand and Wrist*,
In Clinical Practice,
https://doi.org/10.1007/978-3-030-02134-4_10

表 10.1　腕骨骨折的发病率

参考文献	总骨折病例数	舟骨	三角骨	大多角骨	豌豆骨	头状骨	钩状骨	月状骨	小多角骨
Garcia-Elias	249	153	64	15	5	5	4	2	1
Auffray	245	144	72	10	1	4	4	10	0
Snodgrass	170	144	7	3	1	2	1	11	1
Borgestov	143	102	29	5	1	2	1	2	1
Franz	122	81	6	8	4	6	3	13	1
Dunn	72	59	5	2	1	0	4	1	0
Hey	162	99	27	1	4	1	5	2	0

据报道显示，所有腕骨骨折发生率中约 2/3 涉及舟骨。报道中三角骨骨折的发生率存在较大差异，这取决于是否将背侧薄片状骨折包含在内，而这种背侧薄片骨折是相对常见的。月骨骨折患者常患 Kienbock 病，而真正的由创伤引起月骨骨折十分罕见[2-7]

三角骨骨折

三角骨骨折是继舟骨骨折之后最常见的腕骨骨折。骨折可以累及三角骨的背侧皮质或三角骨体部。

三角骨背侧皮质骨折很常见，损伤机制可由直接撞击、撕脱或剪切应力引起。最常见的损伤机制是跌倒时手部着地，腕关节背伸，尺骨茎突直接撞击三角骨。这种骨折很难在腕关节的前后位 X 线片上看到，但在侧位片上很容易看到骨折片。腕关节半旋前位 X 线片可更好地显示骨折。如果对骨折线位置有任何疑问，建议进行 CT 扫描。磁共振扫描可以提供更多的关于韧带损伤的信息，但并不作为常规检查。

这种三角骨背侧皮质骨折可以用夹板或石膏保守治疗，直至疼痛缓解，通常持续 2 周或 3 周时间。三角骨撕脱骨折（腕关节过度屈曲暴力引起）应固定 6 周。撕脱骨折片可能愈合，也可能形成骨不连，但在这两种情况下症状通常都会得到缓解，预后良好。在极少数情况下，腕关节症状持续存在，在这种情况下则建议切除撕脱的骨折碎片。

三角骨体部的骨折比较罕见的，通常表现为月骨周围骨折脱位（perilunate fracture dislocation）的一部分。在少数情况下，当三角骨骨折表现为孤立性损伤时，骨折往往是无移位的，并且在 X 线平片上不易发现。这种单纯的三角骨骨折建议行 CT 断层扫描。无移位的三角骨骨折可以石膏固定治疗 4~6 周，并且因为三角骨血供丰富，所以骨折愈合良好。单纯的有移位型三角骨体部骨折非常罕见，最好用螺钉内固定手术治疗。

大多角骨骨折

大多角骨骨折通常与其他骨折伴发，主要是伴发于拇指掌骨骨折和桡骨远端骨折。最常见的损伤机制是由一个握在手中的物体对到第一指蹼间隙所施加的剪切应力，例如发生摩托车车祸时，车把对手部造成的损伤。

大多角骨骨折共有 5 种不同的骨折类型：水平骨折、垂直经关节软骨骨折、桡骨背侧结节骨折、前内侧嵴骨折和粉碎性骨折。为了排除其他骨折，需要对拇指和腕关节进行前后位（PA）和侧位放射影像学检查。

无移位的大多角骨骨折可以用石膏或夹板保守治疗 4 周。严重移位的骨折需要进行复位和增加骨折稳定性（图 10.1）。接骨板、螺钉、钢丝和外固定器械已经成功地用于大多角骨手术治疗，但如何选用需根据骨折类型而定。

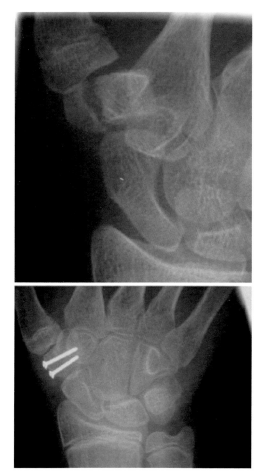

图10.1 青少年大多角骨垂直骨折。注意拇指掌骨底部的搭扣样的骨折。这个病例采用切开复位双螺钉内固定手术治疗

豌豆骨骨折

豌豆骨为籽骨，其与三角骨之间形成关节。摔倒时手部伸展、前臂旋前（例如向后摔倒），豌豆骨最先着地就可能导致其骨折。在体育运动中，豌豆骨骨折通常是由于直接摔伤造成的，如直排

轮滑运动，尽管运动中佩戴了防护手套也无济于事。据报道，在球拍类运动的运动员和排球运动员中会出现因长期过度使用而导致时豌豆骨骨折的情况。

在豌豆骨骨折的病例中，临床查体可显示豌豆骨体表投影处有压痛，但前后位和侧位 X 线片检查可能未发现损伤。20°旋后位 X 线片可显示豌豆骨，如果诊断存在疑问，则建议行 CT 断层扫描。豌豆骨损伤可采取保守治疗，急性期用夹板或石膏固定。在少数情况下会存在持续性疼痛，可局部注射类固醇来减轻该症状。如果是症状转为慢性，可以切除豌豆骨以缓解症状恢复功能。

头状骨骨折

头状骨骨折可能是严重的月骨周围腕弓损伤（greater arch perilunateinjury）的一部分，也可能是由累及多个腕骨的挤压伤所引起。头状骨骨折共分为 4 型，近端横形骨折、头状骨体部横形骨折、冠状面垂直骨折和矢状面骨折。

头状骨骨折常被漏诊，这导致长期疼痛和腕关节活动度丧失（图 10.2）。

Fenton 描述了导致头状骨近端的损伤机制[8]（图 10.3），可以通过复位和内固定减少头状骨近端骨折骨不连的发生。在击打动作时，由轴向暴力引起的头状骨体部骨折常常与钩状骨体部骨折同时出现。这类损伤在 X 线平片上可能显示不清楚，建议行 CT 扫描。

钩状骨骨折

钩状骨骨折包括两个完全不同的类型：钩状骨体部的骨折和

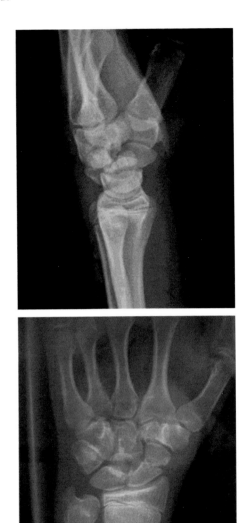

图 10.2　道路交通事故中，一名 17 岁的男性伤者的 X 线片。该 X 线片清楚地显示了舟骨的骨折。月骨和头状骨对线不良，其中头状骨近端骨折并旋转了 180°。舟骨骨折已经确诊，但是头状骨骨折最初却漏诊了，这导致患者症状持续存在

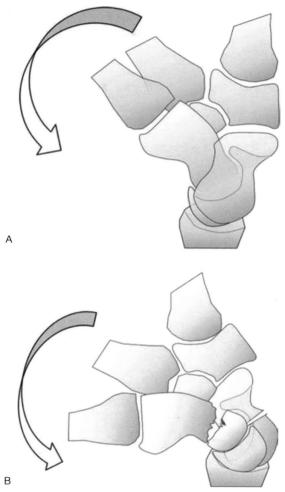

A

B

图 10.3　Fenton 描述的舟骨 – 头骨综合征的损伤机制：腕关节过伸暴力导致舟骨和头状骨骨折（A，B）。当过伸暴力继续作用时，远折端向背侧移位（C），然后作用力反向将头状骨近折端推向掌侧并使其翻转 90°或 180°（D，E）

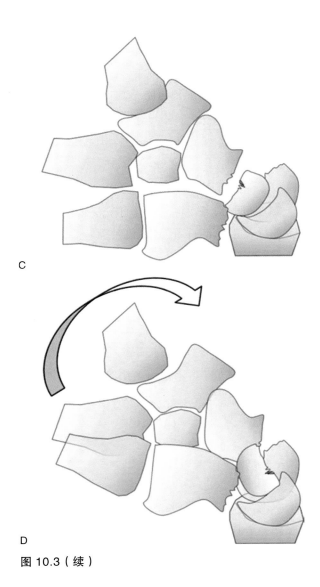

C

D

图 10.3（续）

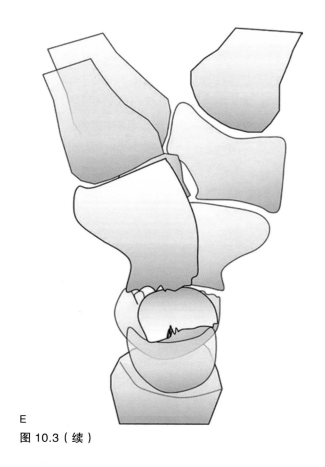

E

图 10.3（续）

钩状骨钩的骨折。

　　钩状骨钩部构成腕管尺侧缘的远侧部分，也是小指和无名指屈肌腱的支点。这一解剖特点会对钩状骨钩部施加很大的应力，尤其是当腕关节尺偏并做紧握动作时。因此，钩状骨钩部的骨折可能是由小鱼际遭受直接打击而引起，或屈肌腱遭受突然性暴力牵拉而引起，或二者兼而有之。这一受伤机制同时解释了为什么高尔夫球手和球拍类运动员容易罹患这类损伤。当高尔夫球运动员挥杆击球时，握球杆的手其腕关节通常处于尺偏位，当球杆不慎击到地面时，挥杆的所有能量都传递到握杆的手上。壁球运动员不慎用球拍击打到墙壁时，也会存在一个类似损伤机制。

钩状骨钩部应力性骨折也可见诸报道，但极为罕见。在水下橄榄球等运动中，反复地直接撞击是导致钩状骨钩部骨折发生率高的原因。

小鱼际隆起性疼痛，钩骨钩处有压痛，以及拉力试验阳性均表明钩状骨钩部存在骨折（图 10.4）[9]。

X 线片通常不能完全显示损伤，而 CT 扫描可更好地显示损伤

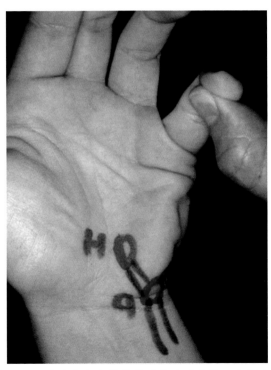

图 10.4　由于屈肌腱的方向在钩状骨处发生了变化，小指在屈曲抗阻时会给钩状骨产生很大的负荷。如果钩状骨存在骨折或假关节形成时，这种屈曲抗阻试验会引起局部不适或疼痛

（图 10.5）。对于无移位的急性钩状骨损伤，可以使用保守治疗，如用石膏或夹板固定 6 周，并保持手腕轻微屈曲和轻微的桡偏。学界已有关节钩状骨骨折内固定术和钩骨假性关节炎的报道；然而即使是在运动员群体中，与切除钩骨钩相比，内固定似乎并没有优势，因为简单切除钩状骨钩便可以实现良好的功能恢复。事实上，在运动员患者尤其是急性钩骨钩骨折的病例中，切除钩骨钩的指征通常比较宽，这样做以防止出现局部疼痛和骨折不愈合的情况。

　　由于轴向力的作用，钩状骨体部骨折常常合并有第四和第五掌骨基部在腕掌关节水平的脱位。标准的治疗方法是复位和经皮克氏针固定，然后制动 4~6 周。如果骨折片较大，可以选择螺钉内固定。

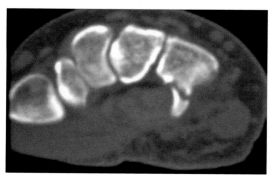

图 10.5　X 线平片很难显示钩骨钩的骨折。CT 扫描可以清楚地显示该骨折

月骨骨折

　　外伤性月骨骨折是非常罕见的，因为间接的外伤通常导致月骨周围脱位，而不是月骨骨折。大多数月骨骨折是由于骨的特发

性缺血性坏死，即所谓的"Kienböck 病"，其削弱了月骨强度并导致病理性骨折。明确骨折是否为病理性骨折很重要，因为其治疗和预后与外伤性月骨骨折完全不同。

月骨骨折有 5 种不同类型的：掌侧端骨折、边缘薄片状骨折、背侧端骨折、矢状面骨折和横行骨折。所有破坏腕关节稳定性的骨折都应该需要固定，以使腕关节恢复到尽可能接近正常的功能水平。

小多角骨骨折

小多角骨由于其形状、位置和稳定性的特殊性，其是最不罕见的腕骨骨折类型。小多角骨骨折也没有得到充分的诊断，因为在前后位和侧位 X 线平片上这种骨折与其他腕骨重叠 [10]（图 10.6）。

笔者建议对于腕关节严重损伤以及存在小多角骨处压痛的病例保持高度的警惕性，通过 CT 断层成像来确诊。无移位骨折可用石膏固定 4 周。有移位骨折可能仅是更严重的轴向暴力损伤的一部分，其需要内固定治疗。

总　结

腕骨骨折在运动员中很常见，临床工作中应对其时刻保持警惕。通常需要 MRI 和 CT 等先进的影像学检查手段来确诊。大多数骨折愈合良好，但应注意的是，钩状骨钩部骨折常导致疼痛性骨不连，应考虑急诊切除钩骨钩。

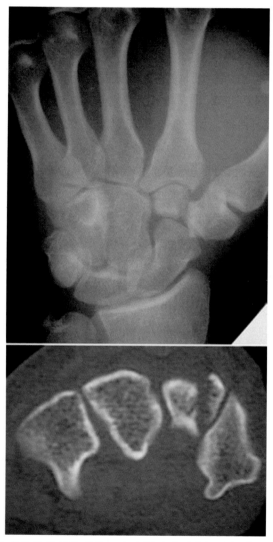

图 10.6　小多角骨骨折伴移位。此病例通过两枚螺丝钉进行骨折内固定

问题与答案

1. 运动员在腕关节被动屈曲暴力损伤后出现腕关节背侧尺侧疼痛。哪一块腕骨可能出现由于韧带牵拉引起撕脱性损伤？

答：三角骨，由于背侧的桡骨 – 月骨 – 三角骨韧带（radioluno-triquetral ligament）撕脱伤引起。

2. 运动员摔倒时手掌着地，出现局部疼痛，小指麻木和小指屈曲时疼痛。最有可能出现什么损伤？

答：钩状骨钩部骨折。患者可考虑局部制动并休息一段时间，但这种骨折往往导致痛苦性骨不连，需要将钩骨钩切除。

参考文献

[1] Garcia-Elias M. Carpal bone fractures//Watson HK, Weinzweig J. The wrist. Philadelphia: Lippincott, Williams & Wilkins,2001.

[2] Auffray Y. Les fractures du pyramidal. Acta Othop Belg, 1970,36:313–345.

[3] Borgeskov S, Christiansen B, Kjaer A, et al. Fractures of the carpal bones. Acta Orthop Scand,1966,37:276–287.

[4] Dunn AW. Fractures and dislocations of the carpus. Surg Clin North Am,1972,52:1513–1538.

[5] Franz A. Contributto allo studio de la frattura isolate dell'uncinato. Chir Org Mov,1952,37:487–495.

[6] Hey HWD, Alphonsus CKS, Diarmuid M. Prevalence of carpal fracture in Singapore. J Hand Surg,2011,36A:278–283.

[7] Snodgrass LE. Fractures of the carpal bones. J Hand Surg, 1937,38:539–548.

[8] Fenton RL. The naviculo-capitate fracture syndrome. J Bone Joint Surg Am, 1956,38:681–684.

[9] Wright TW, Moser MW, Sahajpal DT. Hook of hamate pull test. J Hand Surg Am,2010,35(11):1887–1889.

[10] Nakul K, Heras-Palou C. Trapezoid fractures: report of 11 cases. J Hand Surg, 2012,37(A):1159–1162.

第 11 章

舟月韧带损伤

Jonathan Adamthwaite, Sina Babazadeh,Marc Garcia-Elias

学习关注点

- 舟月韧带损伤是腕关节不稳定的最常见原因。

- 若患者摔倒，在腕关节背伸、尺偏及前臂旋后位时手部着地，会导致腕部广泛损伤。

- 舟骨月骨分离是所谓的"进行性月骨周围不稳（progressive perilunar destabilisation）"的 4 期表现。

- 永久性腕骨对线不良（Permanent carpal misalignment）仅在继发性舟骨稳定结构撕裂伤时发生。

- 舟月韧带损伤存在诊断困难，且在初次就诊时往往被漏诊。

- 常见的症状表现为过度使用腕关节会加重疼痛，握力减弱，腕关节活动度性降低，腕背侧桡侧肿胀，腕背侧舟骨月骨间隙压痛。

J. Adamthwaite
Department of Plastic Surgery, York Teaching Hospital NHS
Foundation Trust, York, UK
e-mail: jonathan@adamthwaite.co.uk

S. Babazadeh · M. Garcia-Elias (✉)
Institut Kaplan, Barcelona, Spain
e-mail: garciaelias@institut-kaplan.com;
http://www.institut-kaplan.com/

© Springer Nature Switzerland AG 2019
M. Hayton et al. (eds.), *Sports Injuries of the Hand and Wrist*,
In Clinical Practice,
https://doi.org/10.1007/978-3-030-02134-4_11

- 在 X 线平片上有几个关键特征需要寻找。
- 应根据诊疗常规仔细筛选患者，并进行个体化治疗。

引 言

腕部是一个复杂的复合关节，其对上肢的功能起着重要作用；腕关节可以使手处于最佳的位置，以便有效地完成各种复杂的动作。不稳定、僵硬或疼痛的腕关节会严重影响手部日常活动、职业性动作甚至是体育运动相关的功能。正确诊断和治疗腕关节损伤可以促进愈合并减少并发症发生率，但诊断治疗不当，预后往往是不可预测的，可能出现腕关节塌陷和关节软骨退变。在本章中，我们将讨论腕关节不稳定的常见病因——舟月韧带损伤的病因、诊断和治疗。

腕关节的解剖和生物力学

要正确诊断舟月韧带损伤，就需要对出现症状的腕关节的解剖学和生物力学有所了解，知道什么是正常情况，而什么是异常情况。腕部通过 20 个相互啮合的关节连接了 15 块骨骼：分别是桡骨、尺骨远端，8 块腕骨和 5 块掌骨的基底部。腕骨有两排：远排是由四块紧密捆绑在一起的骨骼组成（大多角骨、小多角骨、头状骨、钩状骨）；远近排腕骨指间存在微小的活动度，而舟骨、月骨和三角骨之间存在明显的相对活动度。舟骨 – 月骨（SL）关节和月骨 – 三角骨（LTq）关节连接上述三块骨骼。近排腕骨是桡骨远端和远排腕骨之间的间隔结构。豌豆骨不是严格意义的腕骨，而是增加尺侧腕屈肌（FCU）力臂的籽骨。

桡腕关节连接腕骨髁（舟骨、月骨和三角骨近端）和前臂关节盂 [桡骨远端和三角纤维软骨复合体（TFCC）]。舟骨近端关节面较月骨近端关节面更为弯曲。桡骨有两个关节面（舟骨窝和月骨窝），两者由矢状位的软骨嵴（两者交界处的突出部）隔开。

腕骨间关节有三柱：桡侧柱，舟骨 – 大多角骨 – 小多角骨（STT）关节；尺侧柱，三角骨 – 钩状骨（TqH）关节；中央柱，舟骨 – 头状骨关节（SC）和月骨 – 头状骨关节（LC）。月骨有两种类型：1 型，通过一个远端关节面与头状骨形成关节；2 型，远端有两个小关节面，一个与头状骨形成关节，另一个与钩状骨近极形成关节 [1]。在矢状面上，30% 的腕骨中央柱呈共线排列，但仍有 30% 的月骨稍微屈曲，剩下 40% 的月骨稍微背伸 [2]。舟骨与桡骨呈大约 45°的倾斜角（范围为 30°~60°），其在头状骨平面前方支撑着拇指所对应的掌骨 [3]。

腕骨之间通过复杂的韧带系统相互连接，有些韧带是重要的力学结构（紧密堆积的胶原纤维），而另一些韧带则具有感觉性的 [富含鲁菲尼（Ruffini）、帕西尼（Pacini）或高尔基小体]。这些骨骼之间有复杂的韧带排列，其中一些是重要的机械性（紧密堆积的胶原纤维），而另一些则是感觉性的（富含鲁菲尼小体、帕西尼小体或高尔基小体），为感觉运动系统提供本体感觉反馈，以确保腕关节的稳定性 [4]。除三个关节外韧带之外，其余韧带均位于关节囊内（图 11.1）。这三个关节外韧带分别是：腕横韧带、两条将豌豆骨连接于钩骨钩和第五掌骨基部的韧带。

关节囊内韧带有的是外在韧带（连接前臂和腕骨），有的是内在韧带（起于腕骨也止于腕骨）[5]。外在韧带更具弹性，屈服强度较低，不易撕裂；但内在韧带则常出现撕裂伤。关节镜检查能很好地评估囊内韧带，镜下可观察到大多数外在韧带位于菲薄的滑液鞘之下 [6]。外在韧带包括 4 个掌侧桡腕韧带 [桡骨 – 舟骨（RS）

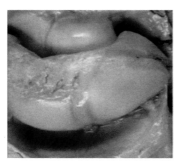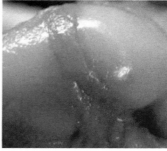

图 11.1 腕部的关节内韧带

韧带、桡骨 – 舟骨 – 头状骨（RSC）韧带、桡骨 – 月骨长韧带和桡骨 – 月骨短韧带（长 RL 和短 RL）]、3 个掌侧尺腕韧带（尺骨 – 头状骨韧带，尺骨 – 三角骨韧带和尺骨 – 月骨韧带）和 1 条位于腕背侧，将桡骨与腕骨相连接的韧带（背侧桡骨 – 三角股韧带或背侧桡腕韧带）[4]。在腕背侧没有连接尺骨和腕骨的韧带；而且尺桡骨茎突与腕骨髁内外侧角之间不存在副韧带。副韧带的功能被可主动活动的尺侧腕伸肌（ECU）和拇长展肌（APL）所代替 [7]。桡骨 – 舟骨 – 月骨韧带不是真正的韧带，而是含有滋养舟骨近端血管的疏松结缔组织 [4]。

内在韧带可以横向走行，连接同一排的各个腕骨；也可以穿过腕骨间关节，连接各个腕骨 [4]。舟骨 – 月骨（SL）关节的稳定结构包括两条不同的腕骨间横韧带（掌侧和背侧）和连接两者近端的纤维软骨膜（图 11.2）。

前述的纤维软骨膜沿着舟骨和月骨近端边缘的弧线从背侧到掌侧走行，桡腕关节间隙和腕骨间关节间隙隔开。在老年人群中，这一纤维软骨膜常常出现穿孔。背侧舟骨 – 月骨韧带位于背侧关节囊的深面，将舟骨和月骨的背侧远端连接在一起。背侧舟骨 – 月骨韧带是由厚厚的纤维组成，略微倾斜走行，对舟骨的稳定性起着关键作用。与其相对应的掌侧舟骨 – 月骨韧带，由更长、更

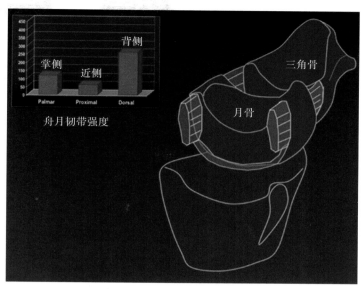

图 11.2　舟骨 – 月骨间韧带及其相对强度示意图

斜行的纤维组成，其允许舟骨相对于月骨的进行屈伸活动。背侧舟骨 – 月骨韧带的屈服强度最大（平均 260N），其次是掌侧舟骨 – 月骨韧带（118N），而连接两者近端的纤维软骨膜屈服强度最小（63N）[4]。月骨 – 三角骨（LTq）关节也有两个横向的腕骨间韧带（手掌和背侧）和一个位于其近端的纤维软骨膜。与舟骨 – 月骨韧带的情况相反，月骨 – 三角骨韧带掌侧比背侧更厚、也更强韧[8]。而且月骨 – 三角骨（LTq）韧带在全部活动度范围内均比舟骨 – 月骨（SL）韧带承受的力量更大。掌侧和背侧月骨 – 三角骨（LTq）韧带的最远端纤维常与舟骨 – 月骨（SL）韧带的远端纤维相连，形成舟骨 – 三角骨掌侧和背侧韧带[9]。这些结构增加了腕中窝的深度，这有助于增进月骨 – 头状骨（LC）关节的稳定性[10]。

　　远排腕骨被短而厚的腕骨间横韧带（背侧、掌侧和穿经关节内）紧密捆绑在一起，保证了腕横弓的强度和并有效保护腕管[11]。穿经腕中关节有以下结构：3 条掌侧韧带 [三角骨 – 钩状骨（TqH）韧带、三角骨 – 头状骨（TqC）韧带和舟骨 – 头状骨（SC）韧带]，1 条背外侧舟骨 – 大多角骨 – 小多角骨（STT）韧带和 1 条腕骨间背侧韧带[5]。三角骨 – 钩状骨（TqH）韧带和三角骨 – 头状骨（TqC）韧带在腕中关节稳定中起重要作用[10]。从侧面看，舟状骨结节通过前内侧的舟骨 – 头状骨（SC）韧带和背外侧的舟骨 – 大多角骨 – 小多角骨（STT）韧带与远排腕骨相连，后者可作为舟骨 – 大多角骨 – 小多角骨（STT）关节的副韧带[12]。掌骨间背侧韧带是唯一穿过腕中关节背侧的韧带，在月骨和头状骨之间没有任何掌侧或背侧的韧带[13]。

运动学：腕关节如何活动

肌肉收缩作用于穿经腕关节的肌腱而使腕关节产生主动活动，但这些肌腱都不止于近排腕骨，因此远排腕骨先开始活动[14]。当腕中关节的韧带拉紧时，近排腕骨才被拉动。因此，在中立位时，只有在腕关节中心在头状骨头部范围内做旋转运动的情况下[14]，才会有单独的腕中关节活动发生[15]。近排腕骨和远排腕骨的旋转活动是同步进行的，但近排腕骨之间的旋转量有所不同[15]。

最常见的腕关节运动平面是飞镖投掷者（dart-thrower's motion）的运动，该动作由桡侧腕长伸肌（ECRL）、桡侧腕短伸肌（ECRB）和尺侧腕屈肌（FCU）介导，腕关节由背伸桡偏过渡到屈曲尺偏[12]（图 11.3）。

腕关节在冠状面（尺偏或桡偏）和矢状面（屈伸活动）的运动在日常生活中很少出现。当腕关节桡偏时，舟骨和月骨屈曲。当腕关节进一步背伸时，则月骨的对线会恢复到和腕关节中立位时一样。当腕关节进而尺偏时，舟骨和月骨会出现背伸，但如果腕关节再进一步屈曲的话，舟骨和月骨又会恢复到中立的位置[16]。

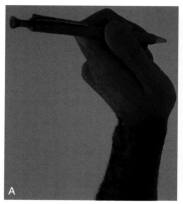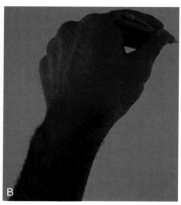

图 11.3 　飞镖投掷者（dart-thrower's motion）的运动。（A）腕关节从背伸桡偏；（B）腕关节屈曲尺偏

换句话说，当手腕做类似投掷飞镖的斜面动作时，舟骨和月骨保持在中立位置。投掷飞镖动作时，所有的腕关节活动都发生在腕中关节 [16]。相反，当做反向掷镖动作时（腕关节有背伸尺偏过渡到屈曲桡偏），则由掌侧的桡侧腕屈肌（FCR）和背侧的尺侧腕伸肌（ECU）介导，该动作主要由桡腕关节活动构成，腕中关节活动度很小。

由于曲率半径的差异，腕关节在矢状面运动即屈伸运动时，舟骨的活动度要比月骨大。由于舟骨相对于前臂的纵轴是斜向的，所以其更容易做屈曲动作而不是背伸。相比之下，月骨更容易做背伸运动，因为其背侧要比掌侧窄。因此，在腕关节中柱（central column），大多数腕关节的屈伸运动发生在腕中关节（55%），而在腕关节桡侧柱（radial column），大多数屈伸活动发生在桡骨 – 舟骨关节（70%）。

腕关节冠状面内的运动时，即桡偏或尺偏时，近、远排腕骨均参与桡偏或尺偏，但近排腕骨也发生屈伸活动。在桡偏运动中，大小多角骨向桡侧偏斜，由于局部空间减小，所以舟骨必须进行屈曲活动；月骨和三角骨也发生屈曲活动，只是程度较小。在尺偏运动中，舟骨在大小多角骨的牵拉下做背伸运动，而月骨和三角骨也同样背伸，并且背伸程度仍较小。

因此，手腕是一种具有两个旋转轴的万向关节（类似万向节）：一个旋转轴穿过头状骨头部，允许腕中关节做投掷飞镖动作；另一个旋转轴穿过月骨，允许桡腕关节做反掷镖动作（图11.4）。这两个旋转轴被近排腕骨隔开；近排腕骨可以在任何腕关节体位时并且不降低其稳定性的情况下，将旋转扭矩在远近排腕骨之间传递。

绝大多数手部的沿纵轴的旋转运动是依靠前臂的旋前或旋后运动完成的；但也有一部分手部的旋前或旋后运动发生在腕关节，而且主要是腕中关节。腕骨间的被动旋前和旋后运动比主动

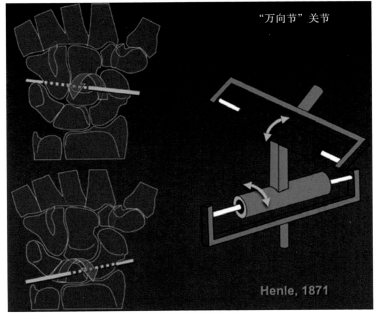

图11.4　腕关节是可以沿两个轴进行旋转活动的万向关节

旋转运动幅度要大。腕关节的主动旋前旋后运动是由于大多数驱动腕关节运动的肌腱在达到符丽点之前是斜行走行引起的，这种斜行走行改变了各肌腱在伸肌支持带以远的走行方向。在腕关节中立状态下，这些驱动肌肉中的任何一块单独的等长收缩都会对远排腕骨产生旋前或旋后力矩[7]。

运动学：腕关节如何承受负荷而不屈服

作用于远排腕骨的负荷是这样在腕骨间关节分布的：舟骨 - 头状骨（SC）关节和月骨 - 头状骨（LC）关节占 50%，舟骨 - 大多角骨 - 小多角骨（STT）关节占 30%，三角骨 - 钩骨（TqH）关节占 20%[1]。舟骨 - 月骨之间期载荷过大，因此这里容易出现滑膜囊肿，长期紧张的韧带上会出现神经节（ganglion）。作用于近排腕骨的负荷是这样在腕骨间关节分布的：桡骨 - 舟骨（RS）关节（舟状骨窝）占 50%，桡骨 - 月骨（RL）关节（月骨窝）占 35%，三角纤维软骨复合体（TFCC）和尺骨占 15%[1]。

当向腕关节加载轴向负荷或应力时，根据关节面形状、负荷方向、负荷作用点以及软组织完整性等因素，腕骨会按照特定模式发生移位。一个运动学稳定的腕关节，在其整个生理性活动度范围内，不会出现半脱位的情况。为了达到这一运动学稳定性的目的，各腕骨关节面必须方向正常并相互协调，所有的韧带必须完好并功能正常，各肌肉作用于腕骨力也必须平衡[17]。

腕骨的稳定性

近排腕骨本身就有其固有的不稳定倾向，如果没有关节囊、韧带和肌肉的支持，在远排腕骨和桡骨之间的压缩应力作用下，近排腕骨会向不同方向移位。倾斜排列的舟状骨会转向屈曲旋前位，呈楔状（背侧比掌薄），月骨和三角骨会转向背伸和旋后位[2]。如果舟骨 - 月骨韧带足够强韧，月骨和三角骨转向背伸趋势会抵消舟骨转向屈曲趋势，从而达到稳定的目的。事实上，舟骨 – 月骨韧带强度并不够[4]，手在完成正常生理功能所产生的拉力太大，单靠舟骨 – 月骨韧带无法保证腕关节的稳定。为了达到腕关节稳定，韧带需要肌肉保护，并且通过韧带内的机械感受器为感觉运动提供本体感觉信息，来实现即时的肌肉保护性反应。因此，韧带仍是实现腕关节稳定的第一道防线，其能确保肌肉发挥最终的关节稳定的作用[18]。

腕关节失稳以前被认为是韧带功能不全造成的，肌肉收缩会使其加剧。然而事实上，肌肉发挥了最终的关节稳定的作用[18]。桡侧腕长伸肌（ECRL）和拇长展肌（APL）使远排腕骨旋后，大多角骨移向背侧，收紧舟骨 – 大多角骨 – 小多角骨（STT）韧带。紧张的舟骨 – 大多角骨 – 小多角骨（STT）韧带可防止舟骨转向屈曲和旋前位。尺侧腕伸肌（ECU）使远排腕骨旋前，收紧三角骨 – 钩状骨（TqH）韧带，防止近排腕骨转向屈曲位[19]。因此在治疗中应注意，旋后肌使舟骨趋于不稳，并且对"舟月关节有益（SL-friendly）"；而旋前肌使大多数尺侧结构趋于不稳，且对"舟月关节有害（SL-unfriendly）"[18]。

舟月骨分离的病理机制（Pathomechanics of Scapholunate Dissociation，SLD）

手掌张开、腕关节背伸并尺偏、腕中旋后时跌倒，可导致腕部一系列损伤，这些损伤小至舟月韧带扭伤，严重的可引起完全性月骨周围脱位（complete perilunar dislocations）（图 11.5）。

所谓的进行性月骨周围脱位分为四期（或四个阶段）（图 11.6）[21]：第一期，舟骨被大多角骨牵引后向背伸和旋后位移动。月骨受制于桡骨 – 月骨长、短韧带（longand short RL ligaments）

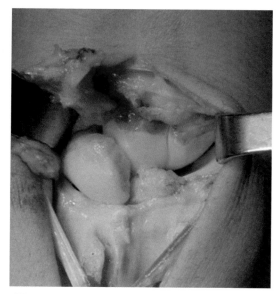

图 11.5　完全性月骨周围脱位患者术中表现[20]

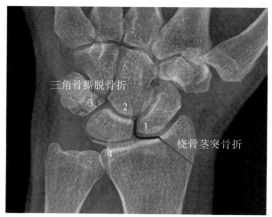

图 11.6　进行性月周不稳的四个分期，红线处提示可能合并的骨折[21]

而无移位。增加的舟骨 – 月骨之间的扭矩会导致舟骨 – 月骨间膜和韧带的逐渐撕裂，这种撕裂通常由掌侧向背侧蔓延。如果这个过程发生时伴有腕关节桡偏，舟状骨近端受到桡骨 – 舟骨 – 头状骨（RSC）韧带的强大的阻挡作用，这很可能导致舟状骨骨折，而不是舟骨 – 月骨分离（SLD）；当然也可能导致月骨冠状面的骨折，但这种情况十分罕见 [22]。第二期表现为月骨周围脱位，头状骨离开月骨窝，导致背侧月骨周围脱位。第三期为月骨 – 三角骨（LTq）分离或三角骨骨折。第四期为月骨脱位。当患者手掌张开、上肢外旋位向后摔倒时，腕骨间紊乱从月骨的尺侧开始逐渐进展到桡侧，这时就会出现一种叫反向月骨周围脱位的损伤。这种反向脱位的第一期表现为是完全的月骨 – 三角骨（LTq）韧带撕裂；第二期表现为尺 – 腕韧带（ulnocarpal ligament）断裂以及月骨 – 头状骨（lunocapate）脱位；第三期则是舟骨 – 月骨分离（SLD） [23]。

尸体研究发现，切断舟月（SL）掌侧韧带和近端纤维软骨膜只会引起轻度的局部运动学改变，即使在应力作用下，舟月关节也没有产生明显间隙 [前动力性失稳（predynamic instability）]。如果舟月关节处出现疼痛，这多是由关节滑膜炎引起，需要给予药物治疗 [24]。完全切断舟月（SL）韧带，会导致显著的运动学改变和力学传导参数的变化，但并不会出现腕骨错位。只有当舟状骨次级稳定结构损伤时，才会出现持续性的腕骨错位；这些舟状骨次级稳定结构包括掌侧桡骨 – 舟骨 – 头状骨（RSC）韧带、掌侧舟骨 – 头状骨（RS）韧带和前外侧舟骨 – 大多角骨 – 小多角骨（STT）韧带 [25]。这些损伤可能是由急性过伸损伤造成的，或是慢性地继发于进行性牵拉的损伤引起。近排腕骨会出现典型的畸形：受应力作用的月骨和三角骨会出现背伸移位，舟状骨与月骨分离在桡骨 – 舟骨 – 头状骨（RSC）韧带附近做屈曲、旋前、尺

偏运动 [26]。由于压缩应力下舟骨屈曲以及三角骨背伸，远排腕骨被迫旋前。

舟状骨近端向背侧桡侧半脱位，桡骨 – 舟骨窝背外侧的压应力和剪应力会随之增加，这或许能解释了为什么此处常见退行性病变。月骨的活动范围会增加，但由于月骨和桡骨相对的关节面具有相同的曲率半径，因此月骨与桡骨仍保持稳定。这就能够解释为什么桡骨 – 月骨关节很少发生退行性变。Watson 等提出的舟月骨晚期塌陷（scapholunate advanced collapse，SLAC）的概念，定义了继发于舟月分离（SLD）的局部进行性退行性改变的三个分期（阶段）[27]。后来，Lluch 将这种腕骨间关节的退行性变进一步分为五个期：第一期，桡骨茎突和舟状骨近端之间的关节退变；第二期，舟骨 – 头状骨关节退变；第三期，月骨 – 头状骨之间的关节退变；第四期，三角骨 – 钩状骨之间的关节退变；第五期，桡骨 – 月骨之间的关节退变。

腕关节失稳以及舟月分离（SLD）的分类

舟骨 – 月骨分离（SLD）是导致腕骨失稳的常见原因。总的来说，韧带相关性失稳可以再细分为以下类型：腕骨游离性失稳（carpal instability dissociative，CID），腕骨非游离性失稳（carpal instability non-dissociative，CIND）和腕骨复杂性失稳（carpal instability complex，CIC）。游离型失稳是指同一排腕骨之间起捆绑作用的韧带损伤或被拉长 [26]。舟月分离（SLD）是近排腕骨游离型失稳（CID）的一种。腕骨非游离性失稳（CIND）是指桡骨和近排腕骨之间（radiocarpal CIND）和（或）近远排腕骨之间（midcarpal CIND）存在功能性失联（functional disconnection）[28]。如果失稳的腕关节同时出现游离性失稳（CID）和非游离性失稳（CIND），则称之为腕骨复杂性失稳（CIC）（图11.7）。

如何评估腕关节的失稳情况

Larsen 等[20] 提出了一种多参数的评估方案，以便做出正确的治疗决策（表 11.1）。

1. 慢性失稳：韧带断裂后的愈合能力与韧带残端回缩或缺血的时间呈相关性。伤后超过 6 周，基本无法实现韧带的一期愈合。唯一的例外是韧带符丽点处撕脱伤。

2. 失稳的严重程度：由于腕骨间韧带部分撕裂而引起的失稳，且在应力作用下并没有腕骨之间出现间隙的影像学证据，这种情况被称为前动力性失稳。由于腕骨间韧带完全断裂而产生的失稳，在一定的应力作用下可观察腕骨之间分离，这种情况称之为动力性失稳。静态失稳是指存在持续性的腕骨错位[27]。

3. 失稳的病因学：大多数腕骨失稳是继发于创伤的，韧带修复后有可能会愈合。但是当失稳是由于其他疾病引起，韧带不太可能自然愈合。与创伤性失稳类似，背侧神经节切除或关节囊切

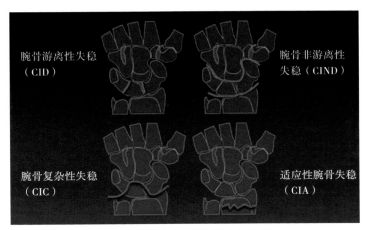

图 11.7　如何评估腕关节的失稳

表 11.1 舟月损伤是治疗决策的辅助评估指标

分期	严重程度	病因学	部位	方向
急性，<1 周（愈合潜力最大）	前动力性	先天性	桡腕关节	掌侧腕骨间节段性旋转性失稳
亚急性，1~6 周（有一定的愈合能力）	动力性	创伤性	近排腕骨间关节	背侧腕骨间节段性旋转性失稳
慢性，>6 周（愈合可能很小）	静态可修复	炎性	腕中关节	尺侧移位
	静态不可修复	肿瘤性	远排腕骨间关节	背侧移位
		医源性	腕掌关节	其他
		混合性		

除过多都会引起舟月分离（SLD）。类风湿性关节炎、代谢性关节炎或化脓性关节炎可削弱韧带的强度。

4. 失稳部位：确定主要功能障碍部位通常需要使用透视检查进行动态观察。

5. 方向：如果出现腕骨错位，观察错位的方向可以帮助我们找到损伤的结构。通常包含以下几种情况：

● 背侧腕骨间节段性失稳（dorsal intercalated segment instability，DISI）：月骨连接桡骨和头状骨，如果月骨相对于桡骨和头状骨出现异常的背伸活动，则称之为 DISI。

● 掌侧腕骨间节段性失稳（volar intercalated segment instability，VISI）：月骨相对于桡骨和头状骨出现异常的屈曲活动。

● 尺侧移位（Ulnar translocation）：近排腕骨或其中的一部分向尺侧移位并超出正常范围。

● 桡侧移位（Radial translocation）：近排腕骨向桡侧被动移位并超过正常范围，常见于桡骨远端骨折向桡侧畸形骨折的情况。

- 背侧移位（Dorsal translocation）：向背侧倾斜的桡骨骨折可以迫使掌骨髁出现异常的背侧移位。

- 舟月分离（SLD）：舟骨倾向于屈曲和旋前半脱位，而月骨可仍保持其正常位置或向尺侧和掌侧移位。

6. 腕骨失稳的类型：三种不同的失稳类型（CID、CIND 和 CIC）各有其特点，这也决定了其治疗和预后各不相同。

舟骨 – 月骨失稳的分类

关于决定如何处置舟月分离（SLD）的需增加以下 3 个评估指标：

1. 舟月韧带损伤范围：Geissler 等 [29] 根据关节镜下腕关节被动脱位的程度对舟月（SL）韧带损伤进行分级：

- 第 1 级：探查桡腕关节可见近端纤维软骨膜的轻度变薄，有时韧带内有出血点。从腕中关节探查未见舟月关节错位。

- 第 2 级：腕中关节入路可见近端纤维软骨膜的广泛变薄，舟骨月骨之间出现小于 2mm（探钩宽度）的间隙。

- 第 3 级：舟月韧带损伤，使关节镜探钩经桡腕关节入路和腕中关节入路均能伸出舟骨 – 月骨（SL）关节间隙。

- 第 4 级：舟月韧带完全断裂，使直径 2.7mm 的关节镜镜头可以轻易地进入舟骨 – 月骨关节间隙。

笔者推荐一种改良的分级方式，就是将前述第 3 级在分为几个亚级 [30]：

- 3a 级：舟月掌侧韧带受累最大。

- 3b 级：只累及舟月背侧韧带。

- 3c 级：掌背侧韧带均受累。

2. 舟骨 – 月骨关节增宽的程度（经腕中关节入路观察）[31]：以直径 1mm 的探针为参照，并且参考舟月韧带损伤的程度。

- 第 1 级：探针无法伸入舟月关节间隙——舟月韧带仅有轻微拉长。

- 第 2 级：舟月关节间隙小于 1mm，舟骨 – 月骨错位小于 2mm；舟月韧带很可能保持完整，仅有近端纤维软骨膜部分撕裂。

- 第 3 级：舟月关节间隙 1~2mm，舟骨 – 月骨错位小于 2mm；舟月近端纤维软骨膜合并一条或两条舟月韧带完全断裂。

- 第 4 级：舟月关节间隙大于 2mm，舟骨 – 月骨错位大于 2mm，所有舟月韧带均完全撕裂。

3. 舟月背侧韧带损伤的类型 [32]：

- 1 型：外侧从舟骨上撕脱（占所有舟月背侧韧带损伤的 40%）。

- 2 型：内侧从月骨上撕脱骨折（20%）。

- 3 型：中间实质撕裂（20%）。

- 4 型：部分损伤伴拉长（占 20%，常见于慢性舟月分离）。

诊　断

舟月骨分离常常被漏诊，对于有手掌张开时摔伤病史的患者，临床医生应该保持高度的警惕。单纯的舟月韧带部分损伤的病例（如前动力性损伤），影像学检查常常并无阳性表现。而且伴随损伤会掩盖舟月分离（SLD），这使诊断变得更加困难 [33]。有时舟月分离也会合并其他损伤，例如桡骨骨折（大约 1/3 的桡骨骨折被认为合并有某种形式的腕骨间韧带损伤）或舟骨骨折移位 [34]。静态（持续性）舟月分离或继发于月骨周围脱位（perilunate dislocation）的舟月分离更容易诊断。对于儿童患者，由于儿童骨骼发育不成熟且临床检查不彻底，诊断舟月分离就十分困难；但庆幸的是，儿童舟月分离很罕见。

由于亚急性或慢性病变会表现为 X 线平片上结构紊乱，所以这类舟月分离常常能确诊；这也是因为进行性的舟月失稳导致次级稳定结构［舟骨 - 大多角骨 - 小多角骨（STT）韧带］退变，而出现一种复杂的多韧带损伤。

病史和查体

病史应包括损伤机制和疼痛的特征，包括疼痛位置、持续时间以及疼痛加重和缓解因素。注意既往的治疗方法。对于慢性病例，应特别注意与运动类型和职业相关的反复性应力作用。

查体可见，即使在急性病例中，肿胀往往也不严重。腕关节屈曲时触诊舟月关节，在 Lister 结节远端按压腕关节囊，若引起剧烈疼痛，则表明很有可能存在近期损伤或慢性局限性滑膜炎。其他需触诊部位包括鼻烟盒和掌侧的舟骨结节。急性损伤病例可能由于疼痛而导致腕关节活动度受限，但是慢性病例腕关节活动度可正常。

常见的症状是过度使用腕关节会加重疼痛，并出现握力较弱，活动度减少，腕背侧、桡侧肿胀，舟月背侧关节间隙存在压痛点[33]。患者可能会主诉腕关节运动时有异响，这是由于舟骨近端背侧半脱位时，反复脱位、复位而引起的。然而，损伤的时间、韧带断裂的程度和不同的伴随损伤都会导致患者症状的差异。

笔者提出了三种比较激进的查体方法。舟状骨移位试验（scaphoid shift test），当引起疼痛性半脱位时为阳性，其可作为舟月分离（SLD）的诊断依据（图 11.8）[35]。

检查时患手的示指至小指位于桡骨后面，检查者一只手的拇指放置在患手舟骨结节上。检查者的另一只手将患手从尺偏移动至桡偏。患手尺偏时，舟状骨呈背伸状态，其位置与前臂更协调。

当患手桡偏时，舟骨便出现屈曲动作。当患手从尺偏活动至桡偏过程中，检查者用拇指按压舟骨结节可以阻挡舟骨屈曲。如果舟月韧带存在损伤或撕裂，近排腕骨会向背侧半脱位，这样舟状骨移位试验就会诱发腕背侧桡侧疼痛。当检查者去除对舟骨结节的压迫，典型表现是出现局部的异响，这表明舟骨跳过桡骨背侧边缘而自我复位。但是，舟状骨移位试验的特异性较低。有时舟月

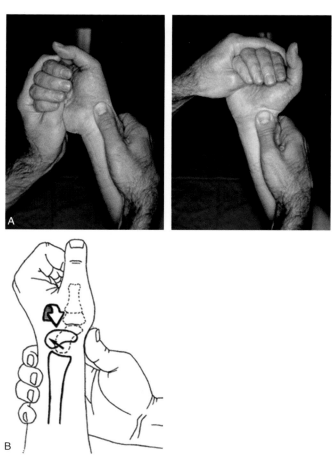

图 11.8　（A）如何做舟状骨移位试验（scaphoid shift test）。（B）舟骨移动试验的作用机制

韧带可能完整，但滑膜炎等其他局部问题（由于存在隐匿性神经节或背侧桡骨－舟骨撞击）也可能引起剧烈疼痛，很难辨别舟骨近端是否存在异常的半脱位情况。系统性松弛的患者在做该试验时可能出现腕部无痛的异响，大多数情况下异响产生于腕中关节。查体时双侧对比很重要，因为有时"无症状"的一侧腕关节也会出现阳性表现 [36]。因此，该试验适合于经验丰富的临床医生。

手指伸直抗阻试验（resisted finger extension test），嘱患者部分屈曲腕关节时完全伸展示指和中指以抵抗阻力 [35]。当存在舟月背侧韧带损伤或功能不全时，舟骨月骨局部会出现剧烈疼痛，这也可能是由桡骨－舟骨关节滑膜炎所致。手指伸直抗阻试验对于检查舟月损伤具有极高的敏感性，但特异性不足。最后一种较为激进的查体方法是舟骨－月骨冲击试验（SL ballottement test），做该试验时，检查者用一只手的拇指和示指固定住患手的月骨，另一只手拇指置于患手掌侧的舟骨结节，示指置于患手近排腕骨背侧，并用该手驱动患手舟骨交替向掌侧和背侧脱位。如果才出现捻发音或舟骨的过度活动即为阳性。

影像学检查

X 线平片

对于怀疑存在腕骨损伤的病例，首先要拍摄腕关节的四维片 [37]。笔者建议先拍后前位（手掌向下）X 线片。在正常情况下，近排腕骨的远近端边缘线和远排腕骨的近端边缘线（"Gilula's lines"）应该是光滑的，边缘线出现任何连续性中断或错位都提示异常 [37]。在正常情况下，腕骨关节面与其对侧关节面保持平行，且间距不超过 2mm。腕骨轮廓之间的任何重叠都强烈提示腕骨间关节存在异常。关节分离是关节遭到破裂的表现，因为未受伤的关节不会出现关节分离现象。正常月骨外观呈梯形，由于这种特殊的外形，使其能做一定程度屈曲和背伸活动。当出现异常的背伸时，由于月骨前角向远端移位，月骨会呈现出三角形。当月骨异常弯曲时，其会呈现半月形，且凹陷面朝向舟骨[2]。腕关节四维片还包括侧位片、舟骨投射位片（scaphoidprojection）和 45°半旋前投射位片（45° semipronated projection），其中舟骨投射位片是指患手手指屈曲、腕关节尺偏，X 线聚焦于舟骨并从后向前投射。半旋前投射位片可以显示腕骨前外侧和后内侧角的轮廓，这有助于鉴别三角骨背侧嵴和舟骨结节是否存在骨折。

如果依据前述的四维片尚无法确诊，可以加拍以下 X 线片：前后位（AP，掌心向上）X 线片，嘱患者握紧拳头或由助手对患者手腕施加纵向压缩力，以加大分离的舟骨 - 月骨间隙，拍摄该片时患腕最好保持在中立位；后前位（PA，掌心向下）片，球管以 10°夹角从尺侧向桡侧投照，通过测量舟月关节中段的关节间隙来评估舟月关节的分离情况，因为与反向投照或周围关节相比，这样测量的一致性更高；相对于侧位片的 20°旋前斜位片；相对于侧位片的 30°旋后斜位片；腕关节桡偏时的侧位片；腕管位片。对于怀疑存在腕关节失稳的病例，还可以拍静态的"动力位"片（static "motion" views），即腕关节桡偏时的后前（PA）位片，腕关节尺偏时的前后（AP）位片，腕关节分别处于屈曲和伸直位的侧位片。

为了确定腕关节错位的程度，需要测量后前位或侧位片上的一系列特定距离和角度[38]。然而，这些参数的正常范围是存在很大变数，在 X 线照射时很小的手部旋转定位误差就会导致测量数值巨大的变化，这也使该方法可重复性较差。最有价值的测量指标是舟骨 - 月骨角（SL angle），该角是通过舟骨和月骨掌侧的远近端的轴线所形成的夹角，其被认为是舟月分离（SLD）的主要评价指标，正常值为 30°~60°（平均为 47°）[38]。虽然该角大于 80°时提示舟月韧带断裂，但较小的数值并不能排除这种病理改变，数值小于 30°在舟骨 – 大多角骨 – 小多角骨（STT）关节骨关节炎患者中并不罕见。其他用于评价腕骨错位的参数包括月骨 – 头转骨（LC）角（有助于量化腕中关节错位的程度）、桡骨 – 月骨（RL）角、尺骨变异率、腕骨高度比和尺侧移位率。

腕部牵引位片（Distraction views）：对于急性骨折脱位的患者，由于移位的腕骨相互重叠，前述四种常规 X 线片可能难以明确病情。在这种情况下，推荐在患侧手指悬吊时拍摄腕关节前后位（AP）和侧位 X 线片。牵引位 X 线片可能显示关节内骨折碎片以及腕骨间关节分离或错位，这些都是常规 X 线片上看不到的。

应力位 X 线片：在某些情况下，在对腕关节施加不同方向的应力时拍摄 X 线片，有助于医生发现异常 [37]。常见的应力线片是使腕关节达到最大程度的桡偏或尺偏时，对腕关节拍摄后前位（PA）X 线片。对远排腕骨施加掌侧或背侧的应力（抽屉试验）时拍摄腕关节侧位片，有助于鉴别腕中关节失稳。对完全屈曲的腕关节在背伸过程中施加一定的阻力（背伸抗阻试验），这时拍摄侧位 X 线片可显示舟状近端向背侧半脱位的情况。在这种情况下，如果舟月韧带断裂，月骨将保持在中立或背伸位，前述的舟骨 – 月骨角（SL angle）将大幅增加。

当出现以下一个或多个影像学表现时，医生应怀疑是否存在舟骨 – 月骨分离（SLD）。对于动力型舟月分离的病例，需要拍摄特殊投照角度或应力位 X 线片才能观察到以下影像学表现：

1. 舟月关节间隙增宽：当舟月关节间隙较健侧异常增宽时，称之为 Terry Thomas 征 [39] 阳性（图 11.9）。舟月关节间隙宽度是在舟骨尺侧较扁平的关节面中点处测得的 [37]。该间隙超过 5mm 即可诊断舟月分离。如果患者没有明确的外伤史，但有明显的舟月分离现象，医生就必须考虑这种舟月关节间隙增加（通常是双侧的），是否与韧带过度松弛有关。其他导致舟月关节间隙增宽的少见病因包括类风湿性关节炎、痛风和焦磷酸钙沉积病（calcium pyrophosphate deposition disease）[33]。

2. 舟骨环形征（Scaphoid Ring Sign）：当舟骨塌陷并屈曲时，其在前后（AP）X 线片上表现为较正常短缩[40]。后前（PA）位 X 线片显示，舟骨结节呈现为舟骨远端 2/3 处的高密度环。出现这种环形征并不总能提示舟月分离，因为当舟月韧带完好时，舟骨和月骨可以同时出现异常的屈曲移位（图 11.10）。

3. 舟骨 – 月骨角（SL Angle）增加：从腕关节侧位片上看，如果舟骨更垂直于桡骨长轴而月骨呈位置正常或异常背伸，就应该怀疑是否存在舟月分离。在这种情况下，舟骨 – 月骨角就会大于 45°~60° 的正常范围。舟月角会随着月骨的背伸而逐渐增加，以适应腕骨桡侧柱的高度丢失，这也导致了头状骨向背侧半脱位。

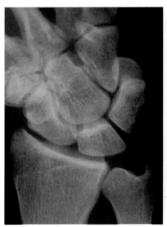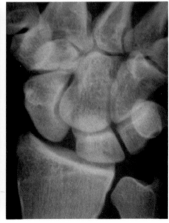

图 11.9　舟骨和月骨明显分离产生的 Terry Thomas 征

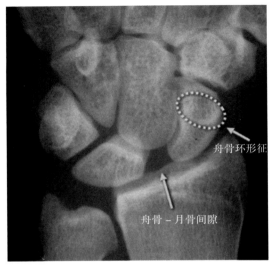

图 11.10　环形征，屈曲的舟骨结节呈环形表现

4. 掌侧 V 字征：从腕关节侧位 X 线片上观察，舟骨和桡骨掌侧边缘连线呈 C 形。当舟骨出现异常的屈曲时，舟骨和桡骨茎突掌侧边缘线相交呈锐角，即呈现为 V 形[41]。

X 线电影摄影（Cineradiography）

动态的 X 线电影摄影术适用于腕关节运动学改变（腕关节异常）的患者，其可以提供更多的关于病变信息[16]。该技术可以在后前位（PA）视角观察腕关节从桡偏到尺偏的动态图像，而在侧位视角观察腕关节从屈曲到背伸的动态活动。腕关节一些比较激进的动作可能有助于定位最严重的功能障碍。X 线电影摄影技术诊断舟月分离（SLD）的敏感性达 90%，特异性高达 97%，诊断准确率为 93%[42]。

磁共振成像（MRI）

为了能够充分评估包括舟月韧带在内的腕关节韧带，需要使用腕部专用线圈和层厚小于 1mm 的高分辨率技术 [24]。联合静脉注射造影剂的关节磁共振成像已越来越被人们接受 [43]。磁共振成像具有优越的软组织对比度、直接的多平面图像采集能力以及没有电离辐射的特点，所以其对于医生和患者仍然具有较大吸引力。

超声检查

超声检查作为评估腕关节损伤的一种辅助手段正在逐步普及 [44]。超声检查相对便宜，且无辐射、无须对比，可作为门诊检查手段。超声可以实时、动态的评估腕关节的运动学变化。彩色多普勒还可用于检查腕关节滑膜炎和软组织炎症。

关节造影

按顺序将造影剂注入腕中关节和桡腕关节后所做的 CT 扫描可有助于发现部分舟月韧带撕裂，以及其他局部问题，如骨软骨缺损或关节囊破裂 [16]。检查时必须注意不能混淆舟月韧带退行性的穿孔和真正的舟月韧带断裂。舟骨 – 月骨和月骨 – 三角骨韧带近端的无症状性退行性撕裂并不罕见，尤其是在老年人群，造影剂从桡腕间隙流向腕中间隙（反之亦然）并不一定是病理性改变。应注意有症状性舟月分离患者常常存在双侧病变 [36]。关节造影结合高分辨率 CT 扫描也可用于评估软骨缺损和韧带损伤。

关节镜检查

由于关节造影的局限性，关节镜检查已成为诊断掌骨间紊乱和评估掌骨间韧带损伤程度的金标准 [6]。腕关节镜技术无需广泛的关节切开就能在关节内对病变进行检查和治疗。关节面、滑膜组织和腕骨间韧带均在关节镜下清楚可见。

治　疗

　　舟月分离（SLD）的治疗十分困难，有时疗效也不可预测[41]。舟月分离往往在初诊时就被漏诊，即使被早期诊断，由于损伤的韧带残端过短而修复困难。此外，随着时间的推移，由于修复的韧带会出现巨大的张力和扭矩，因此修复的效果也会越来越差。如前所述，亚急性期或慢性舟月分离往往更易诊断，但由于韧带残端回缩或强度减弱，以及可能存在的舟月关节退行性变，使医生几乎无法成功修复舟月韧带[45]。严格把握手术指征至关重要，医生应考虑患者的年龄、职业和娱乐需求以及症状的严重程度[24]。

　　通过关注以下方面来帮助制定治疗方案[26]。医生可根据以下患者的全身和局部因素制定个体化治疗方案。全身性因素包括年龄、合并症情况、工作和（或）娱乐时腕部的功能需求、收入和心理特点。

　　局部因素包括：

　　1. 舟月背侧韧带的完整性：绝大多数的动态性失稳是由舟骨 – 月骨间韧带（SLIL）掌侧近端部损伤引起的。如果舟月背侧韧带保持完整，可能仅出现轻度的腕骨运动学改变。尽管如此，腕部也会出现除疼痛和虚弱之外的其他不适症状。像这样的部分损伤几乎全是在关节镜下诊断的。

　　2. 舟月背侧韧带愈合的潜力：舟月韧带中部损伤的愈合能力很差；但是绝大多数病例都是韧带从舟骨或月骨上撕脱伤，如果用锚钉妥善固定，则愈合效果很好。

　　3. 舟骨次级稳定结构的情况：舟骨次级稳定结构如果存在功能障碍或撕裂时，舟骨在后前位（PA）X 线片上会出现"环形征"，而且侧位 X 线片上的桡骨 – 舟骨角（radioscaphoid angle）将大于60°。

4. 月骨暴露指数（lunate uncoveringindex）：舟月分离时，不管舟骨半脱位的程度如何，月骨可能相对于桡骨保持正常位置，或者可能出现异常的背伸或向掌侧尺侧移位。如果出现背侧腕骨间节段性失稳（DISI），月骨与背侧腕骨间韧带的联系就要减弱或彻底分离。如果月骨出现尺侧移位，则舟月长、短韧带都会断裂或轻度减弱。"月骨暴露指数"[46]是桡骨与月骨相接触的宽度和月骨横向宽度的比值，其恰恰反映了月骨尺侧移位的情况。当舟月分离合并有月骨移位时，其就具备了游离型失稳（CID）和非游离性失稳（CIND）的特征，即我们所说的腕骨复杂性失稳（CIC）。

5. 腕骨错位的可复位性：如果用较小的力量就能恢复周骨和月骨之间的对位，可称之为可复性好。如果用两枚直径 1.2mm 的克氏针撬拨以恢复舟骨月骨之间的对合关系，复位过程中发生克氏针弯曲，则认为其可复性差。复位舟月关节需在术中透视监视下完成。

6. 关节软骨的情况：可用关节磁共振或关节镜检查来评估关节软骨的情况。制定治疗计划时要考虑关节软骨缺损和退变的情况。

在评估了这 6 个局部因素之后，通过回答以下 6 个问题，从而将每个病例进行分期（一共分为 7 期）（表 11.2）。否定回答的数量从左到右逐渐递增，表明舟月分离从一个小问题（第 1 期）逐渐发展为整体性功能障碍（第 7 期）。理论上，所有具有相似特征的舟月分离都可以用相同的方式治疗的。然而，在实践中，根据每个病例的具体特点来调整处理方式才是明智的。

第 1 期：部分舟骨 – 月骨间韧带（SLIL）损伤。腕骨排列、角度和高度比倾向于正常，且舟月间隙只有轻度增宽。腕关节的任何疼痛症状都是由于关节剪应力增加导致的滑膜炎引起的。关

表 11.2 舟月分离（SLD）的分期

	I	II	III	IV	V	VI	VII
部分损伤	是	否	否	否	否	否	否
是否可修复	是	是	否	否	否	否	否
桡骨 – 舟骨角（RS角）是否正常	是	是	是	否	否	否	否
月骨是否稳定	是	是	是	是	否	否	否
腕骨对线能否恢复	是	是	是	是	是	否	否
软骨是否正常	是	是	是	是	是	是	否

节镜检查是唯一有效的诊断方法。急性且有症状性损伤仅需石膏制动 3 周。如果腕关节太过不稳定以至于无法接受保守治疗，则应行经皮克氏针固定术。慢性且有症状性损伤，最好选择切开固定外加一定程度的关节囊缝合术（capsulodesis）。腕关节稳定后，应开始针对桡侧腕长伸肌（ECRL）、拇长展肌（APB）和桡侧腕屈肌（FCR）本体感觉的康复锻炼[7]。

第 2 期：愈合能力及舟月对合关系良好的、完全性、可修复性舟骨 – 月骨间韧带（SLIL）损伤。在该损伤的急性期，建议在切开或关节镜下行韧带断裂修补术或重新固定韧带撕脱伤。

第 3 期：舟月对合良好的、完全性、不可修复性舟骨 – 月骨间韧带（SLIL）损伤。针对这种损伤，建议用骨 – 韧带 – 骨移植（bone-ligament-bone graft）代替舟月背侧韧带。

第 4 期：完全性、不可修复性舟骨 – 月骨间韧带（SLIL）损伤，合并可复性舟骨旋转半脱位，月骨对位正常，关节软骨正常。出现这种损伤时，桡骨 – 舟骨角（radioscaphoid angle）大于 45°，腕骨高度比丢失。这类损伤适于通过三韧带肌腱固定技术（three-ligamenttenodesis technique，3-LT，图 11.11）或类似技术实现的局部肌腱移植韧带成形术[10]。职业运动员经三韧带肌腱固定技术

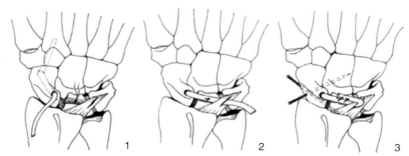

图 11.11　三韧带肌腱固定技术示意图

治疗的效果显示，4 个月内有 80% 的运动员恢复了比赛，2/3 的运动员达到了受伤前的运动水平[47]。

第 5 期：完全性、不可修复性舟骨 – 月骨间韧带（SLIL）损伤，合并可复性舟骨旋转半脱位、可复性月骨尺侧移位（月骨暴露指数异常但是可以恢复），关节软骨正常。这类损伤适用反旋前螺旋式肌腱韧带固定技术（anti-pronationspiral tenodesis technique）[48]。

第 6 期：完全性、不可修复性舟骨 – 月骨间韧带（SLIL）损伤，合并不可复位性腕骨错位，关节软骨正常。慢性舟骨和月骨半脱位由于关节囊的牵拉和纤维化而变得难于复位。术中在做其他软组织操作之前，应首先松解关节囊并切除纤维化组织。为了恢复并维持舟骨和月骨相对于桡骨的对线，术中可以做一定程度的关节融合。通常建议在切除或保留舟骨远端的情况下做桡骨 – 舟骨 – 月骨融合，或完全切除舟骨并做腕中关节融合。

第 7 期：完全性、不可修复性舟骨 – 月骨间韧带（SLIL）损伤，合并不可复位性腕骨错位及关节软骨退变。慢性的舟骨、月骨半脱位会进展为舟月进行性塌陷（scapholunate advanced collapse，SLAC）。在这种情况下的治疗目标为在尽可能减少关节功能丧失的同时来缓解疼痛症状。最常用的手术方式是近排腕骨切除术或四角融合（four-corner fusion）术（完全切除舟骨并腕中关节融合术）。

总　结

总而言之，舟月韧带损伤的诊断和治疗需要对腕部解剖、生物力学有深入的了解，并且对每个病例进行全面的、个体化分析评估。

我们提出前述的分期系统，并期待对治疗一些复杂病例有所帮助。

问题与答案

1.将以下结构按屈服强度逐渐降低进行排序，哪项是正确的？

（a）舟月近端韧带，舟月近端纤维软骨膜，舟月背侧韧带。

（b）舟月近端纤维软骨膜，舟月近端韧带，舟月背侧韧带。

（c）舟月背侧韧带，舟月近端纤维软骨膜，舟月近端韧带。

（d）舟月背侧韧带，舟月近端韧带，舟月近端纤维软骨膜。

（e）舟月近端韧带，舟月近端纤维软骨膜，舟月背侧韧带。

答：（d）

2.最常见的手腕运动平面是哪个？

答：投掷飞镖者手腕的运动平面是日常活动中最常用的，即腕关节由背伸桡偏运动至屈曲尺偏。

3.什么结构起到最终稳定腕关节的作用？

答：肌肉是腕部的终极稳定结构，韧带是提供本体感觉反馈的第一道防线。

4.舟月分离（SLD）在急性期最容易诊断，正确还是错误？

答：错误。通常情况下舟月分离（SLD）在亚急性期或慢性期最容易诊断，因为这时在 X 线平片就能发现腕骨紊乱。因为腕关节进行性失稳导致了次级稳定结构（尤其是 STT 韧带）的功能恶化，使损伤进展为一种复杂的多韧带损伤。

5. 舟状骨移位试验（scaphoid shift test）阳性表现是什么？

答：患手的 2~5 指位于桡骨后面，检查者拇指放置在患手的舟骨结节上，检查者的另一只手将患手从尺偏移动至桡偏。当引起舟骨近端疼痛性半脱位时视为舟状骨移位试验阳性。

参考文献

[1] Viegas SF, Patterson RM, Todd PD, et al. Load mechanics of the midcarpal joint. J Hand Surg,1993,18(1):14–18.

[2] Gupta A. Factors affecting the sagittal alignment of the lunate. J Hand Surg Eur Vol,2007,32(2):155–159.

[3] Berdia S, Wolfe SW. Effects of scaphoid fractures on the biomechanics of the wrist. Hand Clin,2001,17(4):533–540.

[4] Berger RA. The ligaments of the wrist. A current overview of anatomy with considerations of their potential functions. Hand Clin,1997,13(1):63–82.

[5] Feipel V, Rooze M. The capsular ligaments of the wrist: morphology, morphometry and clinical applications. Surg Radiol Anat, 1999,21(3):175–180.

[6] Slutsky DJ. Current innovations in wrist arthroscopy. J Hand Surg,2012, 37(9):1932–1941.

[7] Salva-Coll G, Garcia-Elias M, Leon-Lopez MT, et al. Effects of forearm muscles on carpal stability.J Hand Surg Eur Vol,2011,36(7):553–559.

[8] Ritt MJ, Linscheid RL, Cooney WP 3rd, et al. Thelunotriquetral joint: kinematic effects of sequential ligament sectioning,ligament repair, and arthrodesis. J Hand Surg,1998,23(3):432–445.

[9] Wahegaonkar AL, Mathoulin CL. Arthroscopic dorsal capsulo-ligamentous repair in the treatment of chronic scapho-lunate ligament tears. J Wrist Surg, 2013,2(2):141–148.

[10] Garcia-Elias M, Lluch AL, Stanley JK. Three-ligament tenodesis for the treatment of scapholunate dissociation: indications and surgical technique. J

Hand Surg Am,2006,31(1):125-134.

[11] Reinsmith LE, Garcia-Elias M, Gilula LA. Traumatic axial dislocation injuries of the wrist. Radiology,2013,267(3):680-689.

[12] Moritomo H, Murase T, Arimitsu S, et al. Change in the length of the ulnocarpal ligaments during radiocarpal motion: possible impact on triangular fibrocartilage complex foveal tears. J Hand Surg, 2008,33(8): 1278-1286.

[13] Rainbow MJ, Crisco JJ, Moore DC, et al. Elongation of the dorsal carpal ligaments: acomputational study of in vivo carpal kinematics. J Hand Surg, 2012,37(7):1393-1399.

[14] Crisco JJ, Heard WM, Rich RR, et al. The mechanical axes of the wrist are oriented obliquely to the anatomical axes. J Bone Joint Surg Am,2011,93(2): 169-177.

[15] Moojen TM, Snel JG, Ritt MJ, et al. In vivo analysis of carpal kinematics and comparativereview of the literature. J Hand Surg,2003,28(1):81-87.

[16] Garcia-Elias M. The non-dissociative clunking wrist: a personal view. J Hand Surg Eur Vol,2008,33(6):698-711.

[17] Definition of carpal instability.The Anatomy and Biomechanics Committee of the International Federation of Societies for Surgery of the Hand. J Hand Surg,1999,24(4):866-867.

[18] Hagert E. Proprioception of the wrist joint: a review of current concepts and possible implications on the rehabilitation of the wrist. J Hand Ther,2010, 23(1):2-16.

[19] Leon-Lopez MM, Salva-Coll G, Garcia-Elias M, et al. Role of the extensor carpi ulnaris in the stabilization of the lunotriquetral joint. An experimental study. J Hand Ther,2013,26(4):312-317.

[20] Larsen CF, Amadio PC, Gilula LA,et al. Analysis of carpal instability: I. Description of the scheme. J Hand Surg, 1995,20(5):757-764.

[21] Mayfield JK, Johnson RP, Kilcoyne RK. Carpal dislocations: pathomechanics and progressive perilunar instability. J Hand Surg,1980,5(3):226-241.

[22] Bain GI, McGuire DT. Decision making for partial carpal fusions. J Wrist Surg,2012,1(2):103-114.

[23] Murray PM, Palmer CG, Shin AY. The mechanism of ulnar-sided perilunate instability of the wrist: a cadaveric study and 6 clinical cases. J Hand Surg, 2012,37(4):721-728.

[24] Rohman EM, Agel J, Putnam MD,et al. Scapholunate interosseous ligament

injuries: a retrospective review of treatment and outcomes in 82 wrists. J Hand Surg, 2014,39(10):2020–2026.

[25] Short WHWF. The biomechanics of the scapholunate joint//Shin AYDC. Epub-advances in scapholunate ligament treatment. Chicago: American Society for Surgery of the Hand, 2014.

[26] Garcia-Elias M. Classification of scapholunate injuries//Shin AYDC. Epub-advances in scapholunate ligament treatment. Chicago: American Society for Surgery of the Hand,2014.

[27] Watson HK, Weinzweig J, Zeppieri J. The natural progression of scaphoid instability. Hand Clin,1997,13(1):39–49.

[28] Wright TW, Dobyns JH, Linscheid RL, et al. Carpal instability non-dissociative. J Hand Surg,1994,19(6):763–773.

[29] Geissler WB, Freeland AE, Savoie FH, et al. Intracarpal soft-tissue lesions associated with an intra-articularfracture of the distal end of the radius. J Bone JointSurg Am,1996,78(3):357–365.

[30] Messina JC, Van Overstraeten L, Luchetti R,et al. The EWAS classification of Scapholunate tears:an anatomical arthroscopic study. J Wrist Surg,2013, 2(2):105–109.

[31] Lindau T, Arner M, Hagberg L. Intraarticular lesions in distal fractures of the radius in young adults. A descriptive arthroscopic study in 50 patients. J Hand Surg,1997,22(5):638–643.

[32] Andersson JK, Garcia-Elias M. Dorsal scapholunate ligament injury: a classification of clinical forms. J Hand Surg Eur Vol, 2013,38(2):165–169.

[33] Kitay A, Wolfe SW. Scapholunate instability: current concepts in diagnosis and management. J Hand Surg,2012,37(10):2175–2196.

[34] Geissler WB. Arthroscopic management of scapholunate instability. J Wrist Surg,2013,2(2):129–135.

[35] Watson HK, Ashmead DT, Makhlouf MV. Examination of the scaphoid. J Hand Surg,1988,13(5):657–660.

[36] Picha BM, Konstantakos EK, Gordon DA. Incidence of bilateral scapholunate dissociation in symptomatic and asymptomatic wrists. J Hand Surg, 2012,37(6):1130–1135.

[37] Yin YGL. Imaging of the symptomatic wrist//Watson HKWJ. The wrist. Philadelphia: Lippincott-Raven,2001.

[38] Linscheid RL, Dobyns JH, Beabout JW, et al. Traumatic instability of the

wrist. Diagnosis, classification, and pathomechanics. J Bone Joint Surg Am, 1972,54(8):1612–1632.

[39] Dobyns JH, Linscheid RL. A short history of the wrist joint. Hand Clin,1997, 13(1):1–12.

[40] Sauve PS, Rhee PC, Shin AY, et al. Examination of the wrist: radial-sided wrist pain. J Hand Surg,2014,39(10):2089–2092.

[41] Taleisnik J, Watson HK. Midcarpal instability caused by malunited fractures of the distal radius. J Hand Surg,1984,9(3):350–357.

[42] Sulkers GS, Schep NW, Maas M, et al. The diagnostic accuracy of wrist cineradiographyin diagnosing scapholunate dissociation. J Hand Surg Eur Vol, 2014,39(3):263–271.

[43] Cerezal L, de Dios Berna-Mestre J, Canga A, et al. MR and CT arthrography of the wrist.Semin Musculoskelet Radiol,2012,16(1):27–41.

[44] Renoux J, Zeitoun-Eiss D, Brasseur JL. Ultrasonographic study of wrist ligaments: review and new perspectives. Semin Musculoskelet Radiol, 2009,13(1):55–65.

[45] De Smet L, Goeminne S, Degreef I. Failures of the three-ligament tenodesis for chronic static scapholunate dissociation are due to insufficient reduction. Acta Orthop Belg,2011,77(5):595–597.

[46] Schuind FA, Linscheid RL, An KN, et al. A normal data base of posteroan-terior roentgenographic measurements of the wrist. J Bone Joint Surg Am, 1992,74(9):1418–1429.

[47] Williams A, Ng CY, Hayton MJ. When can a professional athlete return to play following scapholunate ligament delayed reconstruction? Br J Sports Med,2013,47(17):1071–1074.

[48] Chee KG, Chin AY, Chew EM, et al. Antipronation spiral tenodesis-a surgical technique for the treatment of perilunate instability. J Hand Surg Am,2012,37(12):2611–2618.

第12章

三角纤维软骨复合体损伤

Mark Rekant

学习关注点

- 三角纤维软骨复合体（Triangular Fibrocartilage Complex，TFCC）由关节盘（articular disc）、半月板同源物（meniscus homologue）、尺腕韧带（ulnocarpal ligament）、背侧和掌侧尺桡韧带（dorsal and volar radioulnar ligaments）和尺侧腕伸肌腱鞘（ECU sheath）组成。
- 三角纤维软骨复合体（TFCC）损伤的典型表现为腕关节旋前过伸位摔伤后腕尺侧疼痛。
- 有研究比较了关节造影、MRI 和关节镜检查的特异性和敏感性后证实，关节镜探查是诊断 TFCC 撕裂的金标准。

引 言

三角纤维软骨复合体（TFCC）损伤是引起腕关节尺侧疼痛和

M. Rekant (✉)
Philadelphia Hand to Shoulder Center, Department of
Orthopaedic Surgery, Thomas Jefferson University,
Philadelphia, PA, USA
e-mail: msrekant@handcenters.com

© Springer Nature Switzerland AG 2019
M. Hayton et al. (eds.), *Sports Injuries of the Hand and Wrist*,
In Clinical Practice,
https://doi.org/10.1007/978-3-030-02134-4_12

失稳的常见原因。1989 年，Palmer 和 Werner 引提出了三角纤维软骨复合体（TFCC）的概念，其是指从尺骨远端发出，悬吊桡骨远端和尺侧腕骨的韧带和软骨结构（图 12.1）[1]。

三角纤维软骨复合体（TFCC）异常的 Palmer 分类。

第 1 类：创伤性 TFCC 异常

A——中央穿孔（perforation）或撕裂伤（tear）。

B——周围性（TFCC 尺侧止点）撕脱伤，伴或不伴尺骨远端（茎突）骨折。

C——三角纤维软骨复合体远端撕脱伤。

D——周围性三角纤维软骨复合体（TFCC 桡侧止点）撕脱伤，伴或不伴桡骨乙状切迹骨折（sigmoidnotch fracture）。

第 2 类：退变性 TFCC 异常

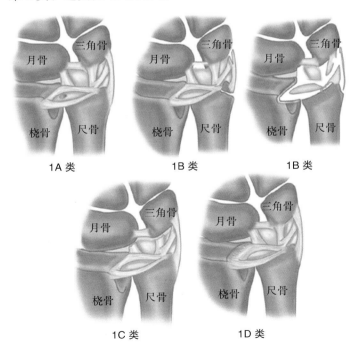

图 12.1　三角纤维软骨复合体（TFCC）异常的 Palmer 分类

A——三角纤维软骨复合体（TFCC）断裂（wear）。

B——三角纤维软骨复合体（TFCC）断裂，伴有月骨和（或）尺骨软骨软化症（chondromalacia）。

C——三角纤维软骨复合体（TFCC）穿孔，伴有月骨和（或）尺骨软骨软化症。

D——三角纤维软骨复合体（TFCC）穿孔，伴有月骨和（或）尺骨软骨软化症以及月骨 - 三角骨韧带（lunotriquetral ligament）穿孔。

E——三角纤维软骨复合体（TFCC）穿孔，伴有月骨和（或）尺骨软骨软化症、月骨 - 三角骨韧带穿孔以及尺腕关节炎（ulnocarpal arthritis）。

三角形纤维软骨复合体，顾名思义，其包含软骨和纤维性韧带两种结构[2]。三角纤维软骨复合体（TriangularFibrocartilage Complex，TFCC）由关节盘（articular disc）、半月板同源物（meniscus homologue）、尺腕韧带（ulnocarpal ligament）、背侧和掌侧尺桡韧带（dorsal and volar radioulnarligaments）和尺侧腕伸肌腱鞘（ECU sheath）组成。TFCC 起源于桡骨远端的尺侧缘，止于尺骨茎突（图 12.2），其远端通过尺骨 - 月骨韧带（ulnolunateligament）止于月骨，通过尺骨 - 三角骨韧带（ulnotriquetralligament）止于三角骨。TFCC 的尺侧边界是尺侧腕屈肌（extensor carpi ulnaris）及其腱鞘。

中央关节盘是由交织的胶原纤维片和斜向纤维组成，这样的结构可以承受来自多个方向应力。关节盘横切面呈双凹盘状：中央薄，周围厚。关节盘的功能是传递经过腕关节的载荷。

Palmer 和 Werner 及其他研究人员的生物力学测试表明，当尺骨中立位时的应力分布情况是：60%~80% 的应力是由桡骨承担，另外 20%~40% 则由尺骨承担[3-5]。如果切除三角纤维软骨复合体（TFCC）的话，桡骨所分配的应力会增加到 90%，尺骨仅负担

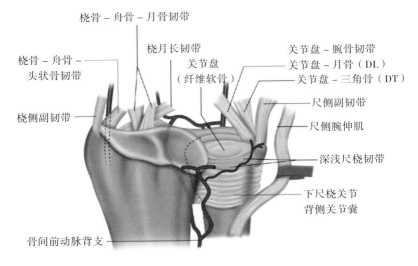

桡骨 – 舟骨 – 月骨韧带

桡月长韧带

关节盘
（纤维软骨）

桡骨 – 舟骨 –
头状骨韧带

桡侧副韧带

骨间前动脉背支

关节盘 – 腕骨韧带

关节盘 – 月骨（DL）

关节盘 – 三角骨（DT）

尺侧副韧带

尺侧腕伸肌

深浅尺桡韧带

下尺桡关节
背侧关节囊

图 12.2 角纤维软骨复合体（TFCC）的解剖

5%~10%。TFCC 组分中的背侧和掌侧尺桡韧带（dorsal and volar radioulnar ligaments），具有厚度大、由纤维构成的特点，其作用是在背侧和掌侧方向上稳定下尺桡关节[6]。有趣的是，切除关节盘中央 1/3 并没有明显改变桡骨和尺骨之间应力量的分布情况[4]。腕部应力传导分布的情况还取决于前臂的旋转位置[7]。当前臂旋后时，桡骨远端相对位于尺骨远端更偏远侧，这就导致了尺侧应力分布减少（ulnar-negativevariance）。相对的，当前臂旋前时，桡骨远端相对尺骨远端更靠近侧端，所以尺骨分布的应力增加（ulnar-positive variance）。

随着前臂的旋前或旋后，三角纤维软骨复合体组分中的下尺桡韧带中的背侧和掌侧部分分别收紧。因此，TFCC 似乎具备两个功能，第一是传递尺侧的符合或应力，第二是稳定下尺桡关节。

另一个关于 TFCC 解剖的关注点是其血供情况。TFCC 周围的血管来源于骨间前动脉的背支和掌支以及尺动脉桡腕支的背侧和

掌侧分支 [8] （图 12.3 ）。

这些血管呈扇形形，滋养 TFCC 的外周部分，组织学切片显示这些血管仅穿透关节盘外周 10%~40%。桡尺骨远端韧带（下尺桡韧带），由较厚的、纵向的胶原纤维束组成，且血供都很丰富，但中央纤维软骨部分血供较差。Mikic 的研究证明，关节盘外周的血管化部分占整个关节盘的百分比，年轻人群为 1/3，随着年龄增长，老年人群减少至 1/4 [9]。

了解 TFCC 血供的特点评价其愈合潜力和修复效果具有重要意义。鉴于 TFCC 的外周有良好的血液供应，这个区域的撕裂是可以被修复的。相比之下，中央缺血区如果出现撕裂，则只能清创切除。

基于前述的这些生物力学方面的特点，TFCC 损伤可能是由作用于尺侧腕骨直接的压缩应力造成的 [10,11]。其他作用于 TFCC 的、不间断的反复牵拉和压缩应力，会引起其慢性损伤。例如握拳并

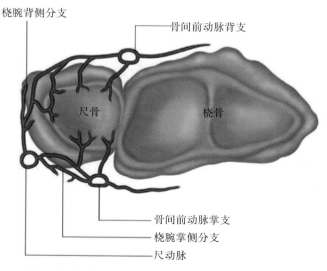

图 12.3 三角纤维软骨复合体（TFCC）的血供

反复作前臂旋前动作可增加尺侧的应力分布。

TFCC 损伤的患者通常表现腕部尺侧疼痛，其常见原因是前臂旋前伴腕关节过度背伸时摔伤，腕关节高能扭伤暴力损伤，上述表现常常合并有桡骨远端骨折。需要前臂旋转和（或）腕关节尺偏的动作会加重原有症状，如锤击、举物和握拳。

如果诊断存疑，可以通过以下一些特殊的、较为激进的动作和诊断试验来加以验证[12,13]。

旋转抗阻动作（Resistance rotational movements）常具有挑战性，并且会加剧患者症状。TFCC 应力试验或称尺骨中央凹征（ulnar foveal sign）[14]与膝关节半月板的麦氏征（McMurray test）相似。典型体征为当腕关节尺偏时，腕关节囊尺侧（尺侧腕伸肌延长线掌侧）存在压痛点。

尽管所有急性或慢性腕关节疼痛的患者都应进行腕关节的 X 线检查，但这些检查对诊断孤立性 TFCC 撕裂的价值十分有限，但拍摄 X 线片可有助于合并的尺骨茎突骨折或骨不连。此外，核磁共振成像（MRI）对于诊断 TFCC 损伤的有效性仍值得怀疑，因为即使在关节内注射钆造影剂之后行 MRI 检查，其敏感性和特异性都很低。

在使用专用腕部线圈的情况下，用磁共振成像（MRI）以预测 TFCC 损伤，其敏感性为 0.8，特异性为 0.7[15-17]。磁共振抑脂相可以很好地显示 TFCC 的复杂结构。

有研究比较关节造影、MRI 和关节镜检查对 TFCC 损伤诊断的特异性和敏感性，结果表明关节镜检查可直视 TFCC 损伤，是其确诊的金标准[18,19]。腕关节镜下探查既是检查手段，也可提供治疗的机会。相较于其他影像学检查，腕关节镜下探查更加准确。关节镜探查还可以评估 TFCC 撕裂的大小，确定是否存在不稳定的损伤碎片，以及检测相关的滑膜炎、软骨和韧带损伤。

　　对于有症状的外伤性和退行性三角纤维软骨复合体（TFCC）撕裂，推荐的初始治疗方式为 6~8 周的非手术治疗，方法如下：使用非甾体抗炎药（NSAID），腕关节中立位或轻微伸展同时腕关节尺偏，短臂夹板或石膏固定 6~8 周。有的患者，尤其是工伤患者，建议在 6~8 周的保守治疗期内使用 Muenster 固定器或长臂支具固定，但大部分患者会觉得，连肘关节一同固定舒适性很差。

　　除外上述治疗，局部可的松（cortisone）注射液可减少腕关节滑膜炎和尺侧腕伸肌（ECU）肌腱炎，从而使原有症状得到改善。关节中央撕裂可能并不产生症状，但是其难以愈合。一项研究表明年龄与 TFCC 穿孔之间存在相关性[20]，但是，在有些胎儿尸检中也发现了 TFCC 穿孔。因此，有的 TFCC 中央撕裂可能是偶然发现的，其并不产生任何症状。

　　依据 Osterman 对 133 例患者的研究结果[4]，有症状性 TFCC 损伤的自然史如下：尺骨应力分布正常的创伤性 TFCC 撕裂患者，症状并没有随着时间的推移而逐渐加重，其中 1/3 的患者在随访 9.5 年时已无症状。在尺侧应力分布增加的外伤性 TFCC 撕裂的患者中，随着时间的推移，2/3 患者的症状和影像学表现均恶化[21,22]。

　　如果经充足非手术治疗后，急性和慢性 TFCC 损伤患者的症状仍持续存在，则应考虑手术干预。TFCC 外周撕裂的正确治疗目的为通过开放手术或关节镜下手术，用直接缝合或重建 TFCC 止点的方式，恢复 TFCC 正常的解剖结构。从远端或桡腕的入路来看，TFCC 在尺骨符丽点处存在浅、深两个部分。浅层部分，即背侧和掌侧尺桡韧带（dorsal and palmar radioulnar ligaments），止于尺骨茎突基底部。深层部分，即动脉韧带［一层富含血管的疏松结缔组织（ligamentum subcruentum）］，止于前臂旋转轴附近的中央凹处。

　　许多关节镜技术都提到，将撕裂的 TFCC 缝合到尺腕关节囊背侧和尺侧腕伸肌（ECU）及其腱鞘。这些技术都能恢复 TFCC 的紧张性，从而改善了患者的症状。然而，关节镜下缝合技术在治疗累及深部纤维的 TFCC 撕裂和下尺桡关节（DRUJ）不稳定时效果欠佳。因为单纯的关节镜下修复无法重建损伤前的解剖结构，并且无法提供足够的关节稳定性。因此在这种情况下，建议行开放性修复手术，因为这是唯一一种可以直接将 TFCC 的深层部分重新附着到尺骨中心凹的方法[13]。开放修复术中需要仔细且广泛地暴露尺桡腕关节（radioulnocarpal joint）[23,24]，通过骨道[24,25]缝合或锚钉固定的方式重建 TFCC 止点。

关节镜下的诊断与手术治疗

患者仰卧位，患侧的手臂放在手托上，带软垫的止血带放于上臂部。手指悬吊于牵引架上，施加 10~15 磅（lb）（1lb ≈ 0.45kg）的牵引力来牵开腕关节。标记解剖标志和关节镜入路。建立入路前将 3mL 生理盐水注入桡腕关节。常规使用直径 2.7mm 的关节镜镜头。首先通过钝性分离建立 3-4 入路，然后再建立 6R 入路。

使用 3-4 入路作为观察入路，可以很容易地看到 TFCC 的撕裂。尽管刚开始探查时，损伤部位会被肥大性滑膜炎或纤维血管肉芽组织所掩盖，需要经过刨削器清理，才能清晰地显示病变并作出诊断。将探针插入 6R 入路用以触诊关节盘，并通过蹦床试验（trampoline test）（图 12.4）和钩拉试验（hook test）评估 TFCC 的张力。在蹦床测试中，当 TFCC 从尺骨中心凹断裂或撕脱时，TFCC（图中由虚线勾勒）可以向上和向桡侧拉动，即为阳性结果。

探钩通常会被 TFCC 向上反弹。如果探钩像睡在软床垫上一样沉入 TFCC，通常表示存在 TFCC 撕裂。

钩拉试验（hook test）是将探钩经 6R 入路深入关机腔，并对

TFCC 的最尺侧边缘施加牵拉。当 TFCC 可以被牵向上（远端）和牵向桡侧时，即向桡腕关节中心方向时，即为钩拉试验阳性（图 12.5）。

修复技术

TFCC 周围撕裂的修复就是通过缝合重建其符丽点，修复的方

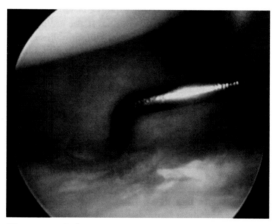

图 12.4 关节镜下的蹦床试验（trampoline test）

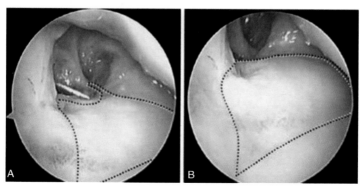

图 12.5 钩拉试验（引自 Atzei 等人的文献[26]）

法也是日新月异。笔者更倾向于使用施乐辉（Smith & Nephew）公司的半月板修补工具进行关节镜下由外到内的缝合修复技术（outside-in suture repair technique）。在修复过程中，首先从 3~4 入路置入关节镜镜头，再从 6R 入路置入小号电动刨削器，彻底清理尺骨于中央凹区和 TFCC 损伤的断端（创缘），直至出现健康组织（新鲜化）。笔者倾向于根据 TFCC 周围撕裂的程度，做一针或两针水平褥式缝合（图 12.6）。用膝关节半月板缝合器引入 2-0 PDS 线（聚二氧烷缝合线，polydioxanone suture）并穿过 TFCC 边缘（图 12.7），PDS 线引出关节外，在缝合纽扣上打结（图 12.8）以确保 TFCC 被可靠固定。当然，半月板缝合器可以用 Tuohy 针或腰穿针替代。

如果 TFCC 撕裂合并有尺侧腕伸肌（ECU）腱鞘炎，可以在做 TFCC 修复的同时做尺侧腕伸肌腱鞘切除术。在尺侧腕伸肌（ECU）腱的掌侧做一个纵行切口。术中先显露尺侧腕伸肌腱鞘并切开，以便切除腱鞘并牵拉肌腱。在腕关节镜下，用半月板缝合器或类似的 TFCC 修补工具，将两个针头穿过关节囊并穿过

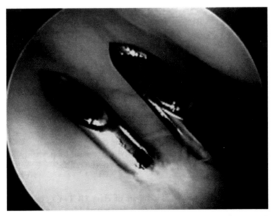

图 12.6 关节镜下显示，将两枚针头穿过 TFCC 撕裂的边缘，以备缝合修复之用

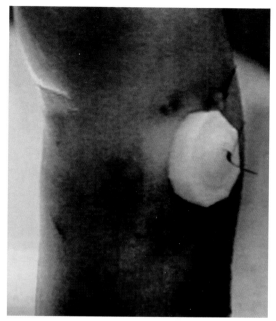

图 12.7　腕关节镜下显示，TFCC 撕裂修补术中的水平褥式缝合线

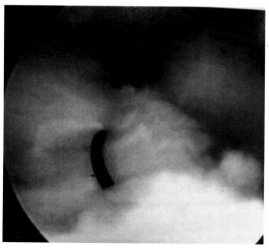

图 12.8　缝合 TFCC 撕裂的 PDS 线穿出关节，并在缝合纽扣上打结

TFCC 撕裂处。经其中一个针头引入 2-0 PDS 线，经另一枚针头置入金属丝环抓线器（wireloop）并将 PDS 线引出。这样就形成了一个穿经 TFCC 撕裂处的 PDS 线环，接下来在 TFCC 损伤附近的腕关节背侧关节囊处打结 PDS 线。同前法再缝合 1~3 针。最后修复尺侧腕伸肌（ECU）腱鞘和伸肌支持带。夹板或 Muenster 石膏固定患者腕和肘关节 4 周。

腕关节镜下修复和切开修复的比较

在一项 2001 年至 2005 年，16 例竞技运动员腕关节 TFCC 损伤的研究中，McAdams 等发现关节镜下清创或修复 TFCC 损伤可减轻疼痛，并使患者重返赛场，但合并有尺侧腕关节损伤的患者恢复较慢 [27]。

Yao 等对 10 对配对的新鲜冰冻尸体腕关节进行研究，对比了全关节镜下 TFCC 修复术（all-arthroscopic）和由外到技术（outside-in technique），其发现全关节镜下修复技术可以缩短手术时间，缩短了术后固定时间，减轻了皮肤下缝合结的刺激作用 [28,29]。

在另一项 1997 年至 2006 年，75 例关节镜下或开放修复 TFCC 撕裂的研究中，Anderson 等发现两种修复方法的临床结果无统计学差异。但他们注意到在接受开放性修复术的患者中，术后尺侧浅表疼痛的发生率较高。开放修复组 39 例患者中，14 例出现尺侧浅表疼痛，而关节镜组的 36 例中，只有 8 例出现这一症状。女性患者接受二次手术的概率较高 [30]。

Reiter 等对 46 例经关节镜行 Palmer 1B 级 TFCC 撕裂修补术的患者进行回顾性研究，以期评估功能和主观预后，并确定临床预后是否与尺骨长度有关。63% 的患者取得了良好的效果（Good-to-excellent results），实现了活动范围、握力增加和疼痛缓解。尺骨应力分布增加与否都不是修复手术的禁忌证，也不需要术中行尺骨短缩术[31]。

不可修复的外伤性中央撕裂（Palmer 1A 级）病例，应选取 6R 和 3-4 入路作为工作通道，彻底清创以便充分接近圆形的撕裂区域。掌侧外源性韧带（Volarextrinsic ligament）撕裂（Palmer 1C 级）可进行开放性修复，以充分显露撕裂的韧带，并重叠缝合修复。手术操作保持在尺侧腕伸肌（ECU）和尺侧腕屈肌（FCU）之间进行，以避开血管神经束。最后，外伤性桡侧撕裂（Palmer 1D 级）可按一下步骤进行修复：

- 用刨削器清理桡骨乙状窝直至骨质新鲜渗血。
- 在桡骨远端钻孔，从桡骨乙状结进克氏针，经桡骨远端骨质钻孔直达关节腔。
- 用长针头将 2-0 PDS 线引入并穿过 TFCC 损伤处，在经桡骨远端骨道引出。
- 在保护桡神经浅支的情况下做皮肤小切口，将 PDS 在桡骨表面打结。
- 用 Muenster 石膏或长臂夹板固定腕、肘关节 6~8 周。

退行性、不可修复的 TFCC 撕裂（Palmer 2A 和 2B 级）最适合行关节滑膜切除及清理术，可以考虑经 TFCC 撕裂处行远端尺骨圆片状截骨术。Wnorowski 研究显示，切除 TFCC 中央部分，做尺骨头桡侧 2/3 截骨（截骨深度达软骨下骨），腕部尺侧应力可减少近 50%[32]。仔细评估月骨 – 三角骨关节的稳定性。如果月骨 – 三角骨关节失稳，可以通过关节面新鲜化使其融合。

术后，所有患者术后应立即固定。术后 7~10d 拆线。如果仅进行清创术，则为患者更换一个可拆卸的短臂热塑夹板，并鼓励其在 7~10d 后进行腕关节活动度锻炼。绝大多数可修复性三角纤维软骨复合物（TFCC）撕裂的患者需佩戴短臂石膏制动 6~8 周。依从性差的患者，需佩戴保护性的长臂石膏。

手术并发症包括感染、关节僵硬、神经刺激症状、持续疼痛和乏力。

腕关节镜下修复的效果

De Araujo 等发表的综述显示 [33]，关节镜下修复 Palmer 1B 级 TFCC 损伤 17 例，患者平均年龄 33 岁，随访 8 个月，满意或非常满意 16 例，不满意 1 例。随访 16~24 个月时，70% 的患者效果满意。

Reiter 等 [31] 对 46 例经关节镜下修复的 Palmer 1B 级 TFCC 撕裂患者进行了回顾性研究，以明确患者的功能和主观预后，以及临床效果是否与尺骨长度相关。63% 的患者取得了从好或很好的效果（Good-to-excellent results），实现了活动范围、握力增加和疼痛缓解。尺骨应力分布增加与否都不是修复手术的禁忌证，也不需要术中行尺骨短缩术。

Sagerman 和 Short[34] 回顾了 12 例 Palmer 1D 级 TFCC 撕裂关节镜修复术后的患者，平均随访 17 个月，67% 的患者取得了从好或很好的疗效。

Trumble 等 [35] 回顾性分析了 24 例经关节镜修复的 Palmer 1B、1C 和 1D 级撕裂的患者。患者平均年龄 31 岁。伤后 4 个月内接受治疗，随访 34 个月。术后活动范围达到正常值的 89%，握力恢复到正常值的 85%。19 名患者中有 13 例恢复了原来的工作或运动。随访研究显示 15 例患者中 12 例 TFCC 完整。

Corso 等 [36] 回顾性分析 44 例患者（平均年龄 32.5 岁），45 侧 TFCC 撕裂复术病例，随访 37 个月，疗效优的 29 例，疗效良 12 例，疗效可接受 1 例，疗效差 3 例。

腕关节镜下清理的效果

Minami 等 [37] 回顾性分析 16 例患者（平均年龄 30 岁），随访 35 个月。Palmer 1 级撕裂 11 例，Palmer2 级撕裂 5 例。在 16 例患者中，13 例恢复了原有的工作能力。尺侧应力增加和月骨 – 三角韧带撕裂与预后不良相关。Palmer 1 级撕裂疗效佳，Palmer2 级撕裂疗效差。

De Smet 等 [38] 回顾性调查了 46 例接受腕关节镜下清创术的患者，其中一部分患者接受了尺骨远端圆片状截骨术（waferdistal ulna resection）。患者接受了关于疼痛、残疾和丧失工作能力的问卷调查。臂、肩、手（Disabilities of the Arm Shoulderand Hand，DASH）残疾评分的平均分从 42 分下降到 28 分。12 例患者疼痛严重，32 例患者疗效满意。

单纯清创术与联合尺骨远端圆片状截骨的清创术相比，两者的疗效存在显著性差异。

总　结

TFCC 损伤对运动员来说是一个常见且棘手的问题。因为 TFCC 损伤有可能通过休养而解决，所以手术应始终被视为保底的治疗手段。但是，有的病例尽管采取了包括皮质类固醇注射在内的保守治疗，仍无法缓解症状，这就可能需要手术治疗了。手术通常是在关节镜下对稳定的腕关节进行清创，并在出现关节失稳时及时进行修复。术后康复可能需要很长时间，特别是修复后，但文献显示长期效果都令人满意。

问题与答案

1. 中央 TFCC 撕裂比周围 TFCC 撕裂具有更大的愈合潜力。正确还是错误?

答:错误。TFCC 外周血供好,这一区域发生撕裂伤容易愈合。相反,TFCC 中央取血供差,发生撕裂只能清创或切除。

2. 有症状性退行性 TFCC 撕裂的初步治疗是什么?

答:尝试给予止痛药、夹板制动以及关节腔注射类固醇药物等非手术治疗措施。

参考文献

[1] Palmer AK. Triangular fibrocartilage complex lesions: a classification. J Hand Surg ,1989,14:594–606.

[2] Palmer AK, Werner FW. The triangular fibrocartilage complex of the wrist anatomy and function. J Hand Surg Am, 1981,6:153–162.

[3] Moritomo H, Kataoka T. Anatomy of the ulnocarpal compartment//Piñal FD, Mathoulin C, Nakamura T. Arthroscopic management of ulnar pain. Berlin/New York: Springer, 2012: 1-14.

[4] Osterman AL, Terrill RG. Arthroscopic treatment of TFCC lesions. Hand Clin, 1991,7:277–281.

[5] Werner FW, Glisson RR, Murphy DJ, et al. Force transmission through the distal radioulnar carpal joint: effect of ulnar lengthening and shortening. Handchirurgie,1986,18:304–308.

[6] Hagert E, Hagert CG. Understanding stability of the distal radioulnar joint through an understanding of its anatomy. Hand Clin,2010,26(4):459–466.

[7] Moritomo H, Murase T, Arimitsu S, et al. Change in the length of the ulnocarpal ligamentsduring radiocarpal motion: possible impact on triangular fibrocartilage complex foveal tears. J Hand Surg Am, 2008,33A:1278–1286.

[8] Ishii S, Palmer AK, Werner FW,et al. An anatomic study of the ligamentous structure of the triangular fibrocartilage complex. J Hand Surg Am,1998, 23A:977–985.

[9] Mikic ZD. Age changes in the triangular fibrocartilage of the wrist joint. J Anat,1978,126:367–384.

[10] Palmer AK, Glisson RR, Werner FW. Relationship between ulnar variance and TFCC thickness. J Hand Surg Am,1984,9:681–683.

[11] Palmer AK, Werner FW. Biomechanics of the distal radioulnar joint. Clin Orthop Relat Res,1984,187:26–35.

[12] Atzei A, Luchetti R. Clinical approach to the painful wrist//Geissler WB. Wrist Arthroscopy. New York: Springer-Verlag, 2005.

[13] Kleinman WB. Stability of the distal radioulnar joint: biomechanics, pathophysiology, physical diagnosis and restoration of function. What we have learned in 25 years. J Hand Surg, 2007,32:1087–1106.

[14] Melone CP Jr, Nathan R. Traumatic disruption of the triangular fibrocartilage complex: pathoanatomy. Clin Orthop Relat Res, 1992,275:65–73.

[15] Iordache SD, Rowan R, Garvin GJ, et al. Prevalence of triangular fibrocartilage complex abnormalitieson MRI scans of asymptomatic wrists. J Hand Surg Am, 2012,37(1):98–103.

[16] Yoshioka H, Tanaka T, Ueno T, et al. Study of ulnar variance with high-resolution MRI: correlationwith triangular fibrocartilage complex and cartilage of ulnar side of wrist. J Magn Reson Imaging,2007,26(3):714–719.

[17] Zlatkin MB, Rosner J. MR imaging of ligaments and triangular fibrocartilage complex of the wrist. Radiol Clin North Am, 2006,44(4):595–623.

[18] Fulcher S, Poehling G. The role of operative arthroscopy for the diagnosis and treatment of lesions about the distal ulna. Hand Clin,1998,14:285–296.

[19] Pederzini L, Luchetti R, Soragni O, et al. Evaluation of the triangular fibrocartilage complex tears by arthroscopy, arthrography, and magnetic resonance imaging. Arthroscopy,1992,8:191–197.

[20] Kauer JMG. The articular disc of the hand. Acta Anat, 1975,93:590–605.

[21] Geissler WB. Arthroscopic knotless peripheral triangular fibrocartilage repair. J Hand Surg Am,2012,37(2):350–355.

[22] Wysocki RW, Richard MJ, Crowe MM, et al. Arthroscopic treatment of peripheral triangular fibrocartilagecomplex tears with the deep fibers intact. J Hand Surg Am,2012,37:509.

[23] Garcia-Elias M, Smith DE, Llusa M. Surgical approach to the triangular fibrocartilage complex. Tech Hand Up Extrem Surg, 2003,7(4):134–140.

[24] Nakamura T, Nakao Y, Ikegami H, et al. Open repair of the ulnar disruption

of the triangular fibrocartilage complex with double three-dimensional mattress suturing technique. Tech Hand Up Extrem Surg,2004,8(2):116–123.

[25] Hermansdorfer JD, Kleinman WB. Management of chronic peripheral tears of the triangular fibrocartilage complex. J Hand Surg,1991,16:340–346.

[26] Atzei A, Rizzo A, Luchetti R,et al. Arthroscopic foveal repair of triangular fibrocartilage complex peripheral lesion with distal radioulnar joint instability. Tech Hand Up Extrem Surg, 2008,12:226–235.

[27] McAdams TR, Swan J, Yao J. Arthroscopic treatment of triangular fibrocartilage wrist injuries in the athlete. Am J Sports Med, 2008.

[28] Yao J, Dantuluri P, Osterman AL. A novel technique of all-inside arthroscopic triangular fibrocartilage complex repair. Arthroscopy,2007,23(12):1357. e1–4.

[29] Yao J. All-arthroscopic triangular fibrocartilage complex repair: safety and biomechanical comparison with a traditional outsideintechnique in cadavers. J Hand Surg,2009,34(4):671–676.

[30] Anderson ML, Larson AN, Moran SL, et al. Clinical comparison of arthroscopic versus openrepair of triangular fibrocartilage complex tears. J Hand Surg ,2008,33(5):675–682.

[31] Reiter A, Wolf MB, Schmid U, et al. Arthroscopic repair of Palmer 1B triangular fibrocartilagecomplex tears. Arthroscopy,2008,24(11):1244–1250.

[32] Wnorowski DC, Palmer AK, Werner FW, et al. Anatomic and biomechanical analysis of the arthroscopic wafer procedure. Arthroscopy,1992,8(2):204–212.

[33] de Araujo W, Poehling GG, Kuzma GR. New Tuohy needle technique for triangular fibrocartilage complex repair: preliminary studies. Arthroscopy, 1996,12(6):699–703.

[34] Sagerman SD, Short W. Arthroscopic repair of radial-sided triangular fibrocartilage complex tears. Arthroscopy,1996,12(3):339–342.

[35] Trumble TE, Gilbert M, Vedder N. Isolated tears of the triangular fibrocartilage: management by early arthroscopic repair. J Hand Surg,1997,22(1):57–65.

[36] Corso SJ, Savoie FH, Geissler WB, et al. Arthroscopic repair of peripheral avulsions of the triangular fibrocartilage complex of the wrist: a multicenter study. Arthroscopy,1997,13(1):78–84.

[37] Minami A, Ishikawa J, Suenaga N,et al. Clinical results of treatment of

triangular fibrocartilage complex tears by arthroscopic debridement. J Hand Surg,1996,21(3):406-411.

[38] De Smet L, Van Nuffel M, Koorneef P,et al. Arthroscopic debridement with and without distal ulnar resection in the treatment of triangular fibrocartilage complex tears. Acta Orthop Belg,2014,80(1):112-115.

第13章

运动员的尺侧腕伸肌及其腱鞘损伤

Rodney J. French, Thomas J. Graham

学习关注点

- 尺侧腕伸肌（ECU）及其腱鞘（investments）在解剖学上是不同的结构，但二者作为一个系统一起工作。

- 医生需要仔细评估ECU系统的损伤，以阐明病理学改变。这种损伤除了单纯的手术治疗外，还有其他多种治疗方法可供选择。

引 言

尺侧腕伸肌（ECU）肌腱及其相关的骨纤维鞘（fibro-osseous sheath）结构（ECU腱鞘）的疾病谱较广，其中包含了从过度使用引起的炎症性肌腱炎到腱鞘的部分/完全撕裂的一系列病变，但很少出现尺侧腕伸肌（ECU）肌腱第五掌骨处符丽处的撕脱伤[1]。在一般的手和腕专业的临床实践中，尺侧腕伸肌肌腱病变

R. J. French
Surgery of the Hand and Wrist, Division of Plastic Surgery,
University of British Columbia, Vancouver, BC, Canada

T. J. Graham (✉)
Department of Orthopedic Surgery, NYU Langone Health,
New York, NY, USA
e-mail: Thomas.graham@nyulangone.Org

© Springer Nature Switzerland AG 2019
M. Hayton et al. (eds.), *Sports Injuries of the Hand and Wrist*,
In Clinical Practice,
https://doi.org/10.1007/978-3-030-02134-4_13

并不常见，但对于从事棒球及其类似运动的运动员来说，就诊主诉中常常提到 ECU 疾病。事实上，ECU 肌腱炎是继桡骨茎突缩窄性腱鞘炎（De Quervaintenosynovitis）之后运动员第二常见的肌腱炎 [2]。使用球棍或球拍的运动员，（即 Amadio 提出的"拍、棍击打类运动" [3]），特别容易出现 ECU 病变或损伤，例如冰球、棒球、高尔夫和网球等，这些运动特别容易导致 ECU 损伤。例如 ECU 损伤占男子网球运动员腕部损伤的 76% [1]。英国橄榄球超级联赛的运动员中也发现了相对较高的 ECU 损伤发病率，这与腕关节旋后屈曲位带球有关 [4]。对腕部 ECU 腱鞘的解剖学和生物力学特点的了解，有助于医生鉴别 ECU 腱鞘损伤和其他邻近结构（如三角纤维软骨复合体 TFCC）的损伤，同时也能提高局部封闭的准确性，有助于医生选择适当的治疗方法。

尺侧腕伸肌的解剖与生物力学

尺侧腕伸肌肌腱的覆盖物（investments）和局部骨骼结构相结合，将 ECU 的稳定在尺骨头水平。与其他五个腕背伸肌的间室（compartments）不同，尺侧腕伸肌（ECU）肌腱的骨纤维隧道不是由伸肌支持带（extensor retinaculum）形成的，而是有一个单独的隧道，称为"腱鞘下结构或亚腱鞘（subsheath）"，因为其位于伸肌支持带鞘的深层（图 13.1）。伸肌支持带对尺侧腕伸肌起不到稳定作用 [5]。前臂的旋前和旋后会引起 ECU 腱与亚腱鞘关系的变化，也引起肌肉力量方向的动态变化。

在前臂处于完全旋前位时，ECU 肌腱起点和止点的连线正好穿过骨纤维鞘（图 13.2A）。该骨纤维鞘位于腕部的尺侧和稍掌侧，这样就使 ECU 能产生驱使腕关节的尺偏的力量，而不是真正的前臂旋前时的腕关节背伸肌。然而，当腕关节完全旋后（图

13.2B）时，ECU 肌腱被腱鞘（subsheath）固定在腕关节长轴的背侧和偏桡侧，使 ECU 肌腱在腕关节旋后时产生真正的伸腕作用

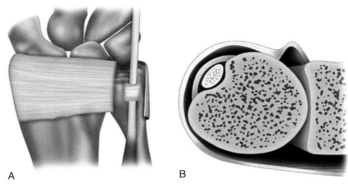

A B

图 13.1 （A）尺侧腕伸肌腱鞘（红色）相对于屈肌支持带（蓝色）时一个独立结构，长度为 15~20mm，位于尺骨头部的尺沟上方。（B）从横断面看，ECU 腱鞘位于伸肌支持带深面，所以伸肌支持带对尺侧腕伸肌不起稳定作用

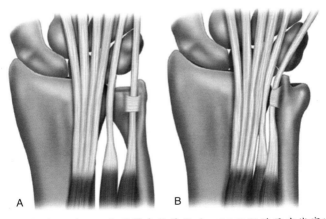

A B

图 13.2 （A）旋前位：当前臂在旋前位时，ECU 肌腱呈直线穿过 ECU 腱鞘，并位于手腕的尺侧。所以在前臂旋前时，ECU 起到尺偏腕关节的作用，而不是背伸腕关节。（B）旋后位：当前臂处于旋后位时，ECU 腱在腱鞘处呈 30° 转角，导致更多的力传递尺骨沟处。因为肌腱的位置更靠背侧和桡侧，所以其在腕关节旋后时起到了真正的背伸腕关节的作用

（图 13.2B）。运动员易患 ECU 损伤的一个重要因素是，当腕关节处于旋后位时，ECU 肌腱其腱鞘处呈 30°角尺偏（图 13.2B）。

在腕关节旋后位时，只有 ECU 腱鞘（subsheath）特殊的解剖结构，才能对抗 ECU 肌腱形变和其在腱鞘处的成角。ECU 肌腱能够被固定在原位并对抗形变是由于以下 3 个独特的解剖特征：第一，ECU 肌腱位于一个轻微凹陷的尺骨沟处，即腱鞘的基底部。这种骨性凹陷形成了一个引导肌腱移滑行位方向的"槽"，并一定程度上对抗肌腱的桡侧和尺侧移位。第二，形成 ECU 腱鞘顶部的粗壮的纤维牢固地附着在尺骨沟的内外侧（尺桡侧）嵴上，但是这两处符丽点略有不同（图 13.3）。

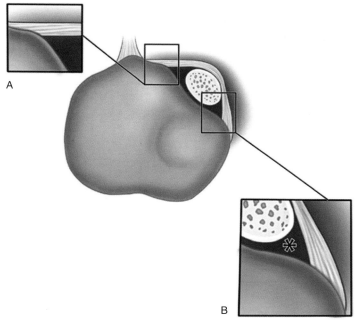

图 13.3　ECU 腱鞘在尺骨沟尺桡侧符丽点的区别。（A）ECU 骨纤维鞘横行纤维直接止于尺骨沟桡侧嵴。（B）在 ECU 肌腱的尺侧，骨纤维鞘的横行纤维止于尺骨沟的尺侧嵴，但也与 Jugata 线（星号）的纵向纤维汇合，形成一个"缓冲器（bumper）"，以对抗肌腱半脱位

桡侧符丽点处由单纯的横行纤维构成，因为其厚度较薄，所以被称为"纤维缘（limbus）"（图 13.3A）。然而，较厚的尺骨符丽处，被称为"纤维唇（labrum）"，形成了抵抗 ECU 肌腱形变力的第三个，也是最关键解剖特征。ECU 腱鞘尺侧符丽点的横行纤维不仅符丽于尺骨沟的内侧嵴，还符丽于被称之为 Jugata 线的纵行结构上。从横截面上看，ECU 腱鞘的内外侧止点构成了一个金字塔形的结构（图 13.3B）。Jugata 线是一组纵向排列的纤维，其形成一个类似缓冲器（bumper）样的结构，用来动态加强 ECU 腱鞘的尺骨符丽点 [6]。

运动损伤及机制

由于解剖学特点，当腕关节处于旋后、屈曲和尺偏时，ECU 及其腱鞘最容易受到损伤。在腕关节处于这种体位时，ECU 肌腱在腱鞘处出现 30°尺偏，这会向腱鞘的尺侧施加过大的力，造成其损伤。当运动员持球拍、球棒做击打动作时，球拍、球棒遇阻力突然停止时，便会对腕关节产生这种致伤暴力。比如高尔夫球手挥动球杆不慎撞到地面；再比如冰球运动员在场地侧板处与对方选手冲撞时，他们紧握球棒有时会卡在对手的冰鞋里。Montalvan 等研究显示，在 12 例急性 ECU 腱鞘撕裂的网球运动员中，有 10 例选手是在做双手持球拍反手打球时，最靠近网拍的一侧手出现损伤。

很多运动员在回忆受伤时情形时（图 13.4），都会提到出现过急性的、剧烈的腕关节尺侧疼痛，也经常合并有局部异响。患者提供的病史是至关重要的，在职业运动员中，应寻找搜集受伤时的图像或影像资料，作为诊断的依据。

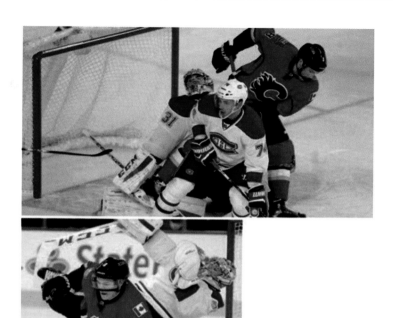

图 13.4　运动冲撞的瞬间。这位职业冰球运动员在比赛中与守门员相撞。他的球棍卡在守门员的护垫上了，他左前臂旋后位，腕关节被动背伸时感到左腕剧痛（左图）。接着该运动员在前臂旋后、腕关节屈曲时摔倒。该运动员被诊断为尺侧腕伸肌（ECU）腱鞘撕裂，在康复锻炼后完成了本赛季剩余的 5 个月比赛，并在赛季结束后接受 ECU 腱鞘修复手术

临床表现和查体

受伤运动员通常会主诉腕关节背侧、尺骨头附近的疼痛和肿胀，使用腕关节时常会出现疼痛。运动员可能会发现在前臂旋前、旋后过程中，患处会出现疼痛性撕裂感或异响。在明确的 ECU 肌

腱撕裂病例中，运动员即使患手没有拿球拍或球棒，也经常会感觉到明显的肌腱撕裂感。主动进行前臂旋后和腕关节屈曲动作，可使 ECU 肌腱处于半脱位的位置，而通过缓慢而有目的的腕关节背伸和桡偏，可使肌腱弹回到尺骨沟中。

体格检查的范围应该扩大，可以从病史中的各个细节入手，并检查运动员所使用的运动器械。对于职业运动员，通常要求运动员就诊时带上他们运动专用的手持式器械，以便更好地评估病情。这些手持器械通常包括各种球杆、球棒或球拍，也包括在运动中所戴的手套或手部护具。如果需要的话，运动员就诊时也要带上比赛中使用的球类（如橄榄球）。自行车越野（BMX）赛或其他自行车赛选手在就诊时被要求带上他们的自行车。对运动器械进行检查，并与运动员讨论损伤发生时的手的抓握姿势或体位。同时讨论在使用器械时何种动作引起了症状以及器械做过何种改装。检查者必须了解运动员的特殊需要，以及运动时他们的腕、手和运动器械之间的相互配合。各种运动项目的专业性很强，但是临床医生有责任了解运动员患者的项目特点，以便根据患者的需要制定和优化治疗方案。

一个系统的体格检查方案是在检查的每个步骤都进行双侧肢体的比较，这对于发现一些细微的病变至关重要。单凭视诊就可以发现腕部 ECU 腱鞘处的肿胀，或发现尺骨边缘 ECU 腱体表标志的细微改变。ECU 肌腱和腱鞘处浅表组织的解剖特点使局部触诊成为可能。与健侧腕关节相比，触诊第 6 伸肌间室可能发现压痛或饱满感。

当检查者触碰 ECU 时嘱患者做腕关节尺偏抗阻动作，这时可能会引起压痛，且能触及 ECU 肌腱的轻微半脱位。由于 ECU 的严重不稳定，患者常常自己感到"肌腱断裂"，并可能向检查者进行演示。腕关节弯曲、尺偏位、主动或被动的前臂旋前旋后运动，可能引发 ECU 肌腱半脱位。

因为 ECU 腱鞘有助于三角纤维软骨复合体（TFCC）的稳定性，所以应该注意观察有无尺骨窝处的疼痛。检查时应触诊位于尺骨头部和豌豆骨之间的解剖凹陷，并与健侧进行对比。远端桡尺关节（DRUJ）也与 ECU 及腱鞘关系密切，也需要仔细检查。当前臂旋后位时，DRUJ 应该是稳定的，其不受背 - 掌侧剪切应力（dorsal-volarshear force）的影响，而在前臂完全旋前位时，与对侧腕关节相比，DRUJ 则具有一定的松弛性（laxity）。

影像学表现

尺侧腕伸肌（ECU）疾病通常通过临床表现就能确诊。影像学检查是为了确诊一些复杂病例，例如怀疑合并有临近结构损伤的病例。X 线平片有助于对受伤运动员腕关节的全面评估，但通常对 ECU 损伤的诊断并无帮助。动态超声检查对确定诊断也有一定的帮助[7]。MRI 仍是公认的确诊 ECU 及其腱鞘损伤的金标准。MRI 增强扫描结合临床查体是确立诊断的重要手段，增强 MRI 可以看到 ECU 肌腱半脱位、增生性腱鞘炎、尺骨头水肿和 ECU 腱鞘撕裂[8]。MRI 还可用来评估腕关节尺侧疼痛的其他潜在病因，但无法作为制定无症状病例治疗方案的依据。

病理和分型

Allende 和 Le Viet 在 2005 年提出了一套非常全面的分类系统，但是笔者发现该分类对于临床实践来说过于烦琐。2006 年时，在一项针对 28 例职业网球运动员的研究中，Montalvan 等提出了一种更具临床实践意义的分类方法，该分类将 ECU 病变分为以下 3

种特定的类型：

- 炎症性肌腱病（Inflammatory tendinopathy）：疼痛逐渐出现，没有明确外伤史。
- 创伤性失稳（Traumatic instability）：疼痛突然出现，伴随有相应的尺沟处 ECU 肌腱不稳定。
- 肌腱撕裂（Tendon rupture）：反复的 ECU 肌腱损伤及多次接受局部封闭治疗（corticosteroid injections），最终导致肌腱的磨损和撕裂。

炎症性肌腱病的发生与运动中手和腕部的反复活动有关，在运动员群体中，炎症性肌腱病几乎总是伴有轻度的肌腱不稳定或半脱位。不合并 ECU 腱鞘损伤的孤立性 ECU 腱鞘炎是十分罕见的，在文献中只有关于第 6 伸肌腱间室狭窄性腱鞘炎的病例报告。针对罹患腱鞘炎的运动员患者，医生应注意排除可能存在的 ECU 腱鞘损伤或风湿性疾病。

创伤性 ECU 肌腱不稳定是迄今为止运动医学实践中最常见 ECU 病变类型。Inoue 和 Tamura[9] 首先提出了导致 ECU 肌腱失稳的三种 ECU 腱鞘损伤类型。他们发现这 A、B、C 三种 ECU 腱鞘损伤亚型的发生概率相差无几（图 13.5）。这两学者的经验是，

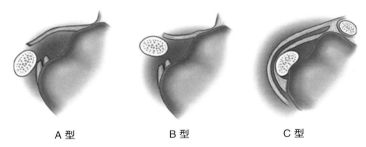

A 型   B 型   C 型

图 13.5 Inoue 和 Tamura 提出了 3 种 ECU 腱鞘撕裂的类型。A 型：ECU 腱鞘尺侧端撕裂。B 型：ECU 腱鞘桡侧端或中央撕裂。C 型：Jugata 线和 ECU 腱鞘的尺侧符丽点处的纤维唇（labrum）出现分层

绝大多数运动员都有 C 型损伤，Jugata 线和 ECU 腱鞘的尺侧符丽点处的纤维唇（labrum）出现分层或明显撕裂。

　　肌腱断裂很少由运动员急性运动损伤造成，除非发生穿刺性或切割性外伤，如冰球运动员的腕部被滑冰鞋的刀刃割伤。运动员出现 ECU 肌腱失稳而未被发现，会导致 ECU 肌腱腱鞘炎，在这种情况下患者通常会接受反复局部封闭治疗。虽然局部封闭后运动员可以继续比赛，但 ECU 肌持续失稳和反复封闭会使 ECU 肌腱强度减弱，最终导致断裂。尽管 ECU 腱鞘处的轻微疼痛和肿胀可能持续存在，但是单次局部封闭后运动员就可以恢复比赛。单次的封闭治疗不但可以使运动员重返赛场，赛季结束后再接受最终治疗，而且可以帮助诊断，但要强调的是，绝不要为了缓解疼痛而反复进行局部封闭治疗。

　　因为职业运动员都有强大的支持团队（训练员、力量训练人员、教练、经理、代理人等），所以笔者认为要增进各个团队成员之间的沟通，甚至是在运动员团队之间进行关于病情比较。因此，笔者多年来一直采用以下简化的损伤严重程度分类方法，该方法已被证明对指导职业运动员的治疗机极为有利。

　　● 轻度损伤：ECU 腱鞘肿胀，没有出现"弓弦征（bowstringing）"，MRI 未发现肌腱实质的损伤。

　　● 中度损伤：尺骨茎突远端 ECU 出现弓弦样改变，MRI 提示可能的肌腱实质异常，前臂旋前旋后时 ECU 肌腱无半脱位。

　　● 中度损伤：尺骨茎突远端 ECU 出现弓弦样改变（尺骨茎突近端也有可能），MRI 提示可能的肌腱实质异常，前臂旋前旋后时 ECU 肌腱跳出尺骨沟呈无半脱位状。

　　笔者常规采用这一损伤严重程度分类法，来指导初诊的闭合性 ECU 损伤患者的保守治疗。

运动员 ECU 损伤的治疗策略

职业运动员手部或腕部损伤的初始治疗方法有很多选择。治疗决策需要针对运动员的特点进行调整，需要让运动员职业生涯中的重要的利益相关者参与进来，并且应该是针对特定的运动项目，因此就像之前强调的一样，运动员在就诊时要带上其特定的运动器械及护具。和大多数体育运动一样，"时机决定一切（timing iseverything）"，这句格言也同样适用于制定治疗方案。治疗方案的确定需要各方的参与（共同决策过程，shared decision-making process）——医生的大部分时间用于对运动员的疾病宣教和告知所有可供选择的治疗方案，介绍非手术治疗和手术治疗的情况以及何时选择哪种治疗。与教练以及其他和运动员密切相关的个人合作，充分了解各方关于治疗的需求，这对职业运动员的护理至关重要。在共同决策过程结束时，即使是面对最复杂的病例，所有有关各方都十分清楚治疗方案，共同决策还树立了人们对治疗的信心。

职业运动员的每个治疗选项都必须通过最后的"质量检测"（quality assurance test）。根据以下三个问题评估拟实施的治疗措施：

1. 拟行的治疗对当前赛季的影响（风险）是什么？
2. 拟行的治疗对运动员职业生涯的影响（风险）是什么？
3. 拟行的治疗对运动员今后的生活有什么影响（风险）？

如果治疗方案会对上述问题其中的任何一个产生严重的不利影响（特别是对运动员以后生活的影响），那么就得认真重新考虑治疗方案是否合适。

非手术治疗

对于 ECU 损伤笔者倾向于从保守的非手术治疗开始。这是基于多年来治疗职业运动员的两点经验。第一，绝大多数运动员在保守治疗后会有明显的改善，他们要么已经康复，要么至少可以安全地结束本赛季比赛，并考虑在没有比赛的时候进行针对性康复锻炼。第二，ECU 损伤的早期和晚期修复，在恢复时间和治疗结果方面具有很高的相似性。因此，在诊断出孤立的 ECU 损伤后，把病程归纳为以下几个阶段。

ECU 肌腱损伤的治疗分期 [6]

制动阶段（Immobilization Phase）：使用长臂或短臂夹板（虽然通常短臂就足够了），将腕关节固定于中立或轻微屈曲的桡偏位。患肢制动同时允许所有有氧运动和腿部训练。为了防止患肢废用（deconditioning），允许在肩带或护板保护下进行上肢训练，前提是患处已有夹板保护，且无额外的运动阻力（例如患手不持物的）。

- 轻度损伤：制动 5~7d。
- 中度损伤：制动 7~10d。
- 中度损伤：制动 10~14d。

夹板可以在康复治疗时去除，也可以在洗浴时移除，但去除后应在手腕周围贴上腕带以支撑肌腱（参见后面专用腕带部分）。

活动度恢复阶段（Motion Recovery Phase）：采取患肢制动后需要评估患者的舒适程度。如果患肢轻微活动就会引起疼痛和肿胀，可以考虑局部封闭治疗。在不出现患肢不适的情况下，按照以下方案开展主动 / 主动辅助活动度锻炼（active/active assistive range of motion）：

- 2~3d，每天 3~5 次活动度训练（护具保护 ECU）。
- 接下来 2~3d，每天 6~8 次活动度训练（护具保护 ECU）。

- 接下来 2~3d，每天 10~12 次活动度训练（护具保护 ECU）。
- 接下来 2~3d，每天 13~15 次活动度训练（护具保护 ECU）。

如果运动度超过正常的 75%，应考虑开始力量锻炼。如果在运动恢复阶段的任何时候，如果缓解症状需要，就可以给运动员注射类固醇药物。建议注射后 3~5d 内制动，然后继续活动度锻炼。

力量恢复阶段（Strength Recovery Phase）：当 ECU 用胶带（见下文）或夹板（如腕带）保护时，运动员可以根据自身的经验，并与团队医疗和（或）训练人员合作，开始力量恢复锻炼。当患肢力量超过健侧的 75% 时，运动员可以针对某一特定运动项目开展准备阶段的锻炼。

特定运动的准备阶段（Sports-Specific Preparation Phase）：此阶段通常在团队运动教练和教练组的指导下进行。体育医生可以逐步引入该运动项目所需的器械（如网拍、球棒或球杆等），以辅助康复锻炼（请参见下文重返比赛指南，return-to-play guidelines）。

尺侧腕伸肌（ECU）专用腕带

腕带可以增加对手腕的支持，在体育比赛中，其是预防腕关节损伤的一个有用的辅助手段。尺骨头近端和远端独特的解剖凹陷，是 ECU 肌腱在进出腱鞘的部位，也是需要腕带支撑的地方，但是宽度 4~7cm 的腕带往往与此处的解剖结构并不贴合。所以即使是在佩戴腕带的情况下，仍需注意肌腱是否存在失稳。因此，建议运动员在尺骨头近端和远端的凹陷处使用较窄的腕带（约 1~2cm 宽），空出尺骨头。这项技术通过减小 ECU 肌腱进入和退出腱鞘的角度来保护腱鞘，并不影响肌腱的滑动，且允许腕关节自由的屈伸。一些商业化用腕带（如 WristWidget®）的作用原理与前述类似，但对于职业运动员，他们更喜欢运动时佩戴的可定制的个性化腕带，以满足运动员运动的特殊需求。

ECU 专用腕带很少限制手腕的运动范围，也不影响运动员发挥其正常的运动水平。运动员可能需要一些时间来适应腕带，笔者通常鼓励在特定运动康复阶段使用腕带。这样一来，当球员重新开始比赛时，就可以更好地适应腕带。

ECU 肌腱治疗的效果

根据 ECU 损伤的严重程度（轻度、中度或重度），上述治疗分期总共需要 4~6 周的时间才能完成。根据患者对治疗的反应、康复期间是否需要注射类固醇药物以及残留的症状和体征，将治疗效果总结为以下 3 类：

第 1 类：原有症状完全缓解或接近完全缓解，无持续肿胀或失稳。运动员感觉无异常，且能够胜任在赛场上的角色，能在高水平比赛中发挥正常关节功能。

第 2 类：运动员能感受到机械性失稳症状的持续存在，但由失稳带来的不适感已经消失。运动员能够胜任在赛场上的角色，能在高水平比赛中发挥正常关节功能。

第 3 类：机械性失稳及其造成的疼痛、肿胀症状持续存在，患者无法重返赛场。

前述的 ECU 肌腱损伤的治疗各个分期结束后，后续决策就很容易。疗效属于第 1、第 2 类的运动员可以安全地重返赛场，

但强烈建议其考虑进行 ECU 专用腕带固定，以在本赛季剩余时间内保护愈合肌腱区域。必须在赛季结束时进行体检，特别注意重新评估整个腕关节和受伤的尺侧腕伸肌（ECU）。疗效属于

第 2 类的运动员，在赛季结束后接受手术的可能性更高，但这情况同样也见于第 1 类的运动员，具体情况取决于赛季结束时进行的体检。第 3 类疗效的运动员往往中断比赛，接受手术。

手术治疗

对于前述第 3 类患者和第 2 类合并持续性失稳的患者，一般在赛季中或赛季结束时行 ECU 损伤手术探查和修复 / 重建术。在本章节中，提到的"修复"是指恢复或加强原有的正常解剖结构，而"重建"指的是改变或替换原有解剖结构（例如形成一个新的支持带，加深尺骨沟或完全切除尺沟）。

大多数学者主张，无论急性还是慢性 ECU 损伤都需要以伸肌支持带桡侧重建 ECU 腱鞘，有的术中加深尺骨沟，为 ECU 鞘创造一种新的滑动装置[10-14]。也有人提议使用游离肌腱移植固定于尺骨沟，形成一个新的腱鞘（Graham 2012）。这种移植重建 ECU 腱鞘的方法适用于 ECU 腱鞘修复或重建失败的病例。但对于初次修复（前述的第 3 类患者）或延迟的初次修复（前述的第 2 类患者在赛季结束之后）病例，笔者更倾向于使用修复正常解剖结构的术式，手术效果也等到了肯定。

在之前的 ECU 解剖章节，笔者提到 Jugata 线由于其厚度较厚，形成一个有助于稳定 ECU 肌腱缓冲器；同样由于 Jugata 线厚度的特殊性，其也可被用于 ECU 肌腱损伤的修复。下面的病例不仅展示了典型的术中所见和修复过程，而且有助于理解引起临床体征的正常解剖和病理学基础（图 13.6）。

ECU 腱鞘损伤修复失败的病例需要做重建手术。关于这些手术仍有争议，读者可以参考本章之后参考文献，更详细地了解手术适应证和具体过程。

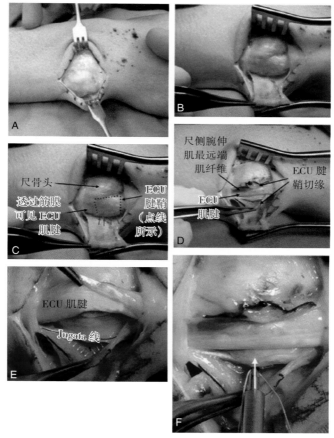

图 13.6　（A，B）术中显露 ECU 腱鞘。（C）ECU 腱鞘随着其内容物的肿胀（红色箭头）而被抬升（虚线）。（D）纵行切开 ECU 腱鞘并标记，以备缝合用。（E）牵引 ECU 肌腱，使其离开尺骨沟，可以清晰地看到损伤处。腱鞘壁（白色箭头）从其附着的 Jugata 线（linea Jugata）（缓冲结构）处分层。深面可见炎症反应（黑色箭头），ECU 肌腱半脱位（subluxing）。（F）沿 Jugata 线置入带线骨锚钉。（G）骨锚钉的缝线穿过 Jugata 线（左侧），并从合适的位置穿过 ECU 腱鞘，在腱鞘外打结。这样就重建了 ECU 腱鞘的纤维唇（labrum）和缓冲结构（右侧）。（H）修复过程中，在 ECU 腱鞘内临时放置一个微型导管，以防腱鞘缝合过紧。修复后即可抽出导管。注意腱鞘外的 4 个缝合线结（白色箭头），在外打结可以避免刺激 ECU 肌腱。（I）伸肌支持带向桡侧略微紧缩，以助于更好地支撑 ECU 腱鞘。缝合皮肤后，用夹板固定 3 周，然后在专业手外科康复师指导下逐渐开始运动锻炼

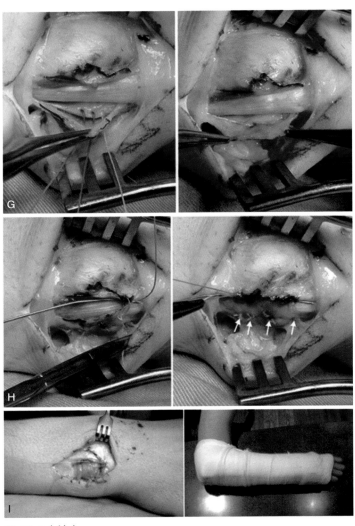

图 13.6（续）

重返赛场（Return to Play，RTP）需要注意什么？

　　重返赛场必须理解为一个过程，而不是一个特定的事件或某一时间点。在竞技体育中，患者要重新参加比赛需要完善一些书面手续或与相关方进行沟通。然而，从医学角度出发，让运动员安全地恢复所从事的体育运动，并不一定是让他们准备重新参加比赛。ECU 损伤病例，在保守治疗的情况下，运动员可能已经中断比赛 4~6 周，手术治疗的 ECU 损伤患者，可能已经退出比赛 3~4 个月。除了极个别情况，ECU 损伤后，运动员的手的某些特定功能（例如拿冰球棍、投掷棒球、挥动球棒或球拍）可能在速度和准确性方面已经减弱，并且由于损伤，运动员已经错过了比赛时机或者无法发挥最佳的运动水平。只有当确定 ECU 结构能够承受全部活动度和强度时，才能考虑恢复运动。从医学上获得恢复运动的许可，到精神和体力上能够胜任竞技性体育比赛，将这一时期称之为运动专项康复期（sports-specific rehabilitation period）。为了更好地理解运动专项康复期的概念。笔者使用“重返训练（practice RTP）”和“重返比赛（competitive RTP）”来定义这个时期的起点和终点。

　　作为运动医学医生，必须认识到，虽然运动员的腕关节现在可以忍受一定程度体育运动，但运动员的身心可能还没有准备好开始对抗性的体育比赛。最后阶段对于安全且成功的重返赛场至关重要，其间要与训练员、技能教练、主教练和管理人员充分沟通。如果重返训练取决于运动医学医生，因为这是一个医学性决定，那么重返比赛的决定通常由主教练和管理层决定，并最终决定谁上场和何时上场。因此，在运动专项康复期中的某个时候，运动医学医生可能会签字同意运动员恢复比赛，而团队工作人员从其角度出发，可能会感觉到运动员并没有准备好比赛。

了解某项体育运动的特殊要求和运动员在赛场上的位置是很有必要的，具体情况可以求助于教练员和运动员自己。所以，笔者鼓励运动员在就诊时带上其运动项目专用的器械。笔者根据治疗职业冰球和棒球运动员的经验，总结了以下典型的康复方案。针对冰球运动员（守门员除外），建议按下列顺序进行康复：手持球杆悬空，手持球杆放于冰面上，简单的抖腕射球（simple wrist shot）（运动幅度和力量是正常的一半），抖腕射球和速射球（wrist shotandsnapshot）（运动力量是正常的一半），最后是全力射门（slapshot）。笔者建议运动员在完成某一阶段康复后最少观察 24h 无症状，再开始下一阶段的康复锻炼。诊断棒球运动员，笔者建议从挥动轻量化球棒开始，接下来是发球台击球（batting from a tee）、软抛击球（soft toss batting），笼中击球练习（battingpractice in a cage）（从半强度开始），最后是场地击球（fieldbatting）（从半强度开始）。在运动专项康复过程中，我们有责任保护我们的球员（同时也是我们的工作！），通过与团队训练人员合作，有目的、有步骤、逐渐重建腕关节特定的运动技巧。

ECU 肌腱损伤接受保守治疗后，前述的第一类和第二类运动员（症状已经缓解的运动员）的预计复出时间大致如下：

- 临床表现轻微的运动员于伤后 4~6 周时重新开始比赛。
- 有中度临床表现的运动员在伤后 5~7 周时重新开始比赛。
- 有重度临床表现的运动员在伤后 6~8 周时重新开始比赛（很可能需要局部封闭治疗）。

一般情况下，接受手术的运动员若要重返赛场，需遵循以下方法：

- 25% 的运动员术后 10~12 周恢复比赛。

- 50% 的运动员术后 12~14 周恢复比赛。
- 剩下的 25% 运动员需要到术后 14 周之后才能恢复比赛。

如果在赛季末进行手术，建议将康复疗程延长至大约 16 周，这往往使康复锻炼与下赛季的赛前训练重合。

总　结

尺侧腕伸肌（ECU）肌腱及其周围结构的损伤常常是腕关节在屈曲位被动扭转造成的，该损伤在运动员人群中是高度致残的。准确的临床评估加上适当的影像学检查往往可以做出可靠的诊断，使运动员能够进行康复治疗，有时还可以进行手术治疗，重建肌腱稳定性，并取得良好的效果。

参考文献

[1] Montalvan B, Parier J, Brasseur JL, et al. Extensor carpi ulnaris injuries in tennis players: a study of 28 cases. Br J Sports Med,2006,40:424–429.

[2] Rettig AC, Patel DV. Epidemiology of elbow, forearm, and wrist injuries in the athlete. Clin Sports Med,1995,14:289–297.

[3] Allende C, Le Viet D. Extensor carpi ulnaris problems at the wristclassification, surgical treatment and results. J Hand Surg (Br),2005,30(3):265–272.

[4] Campbell D, Campbell R, O'Connor P, et al. Sports-related extensor carpi ulnaris pathology: a review of functional anatomy, sports injury and management. Br J Sports Med, 2013,47:1105–1111.

[5] Taleisnik J, Gelberman RH, Miller BW, et al. The extensor retinaculum of the wrist. J Hand Surg,1984,9:495–501.

[6] Graham TJ. Pathologies of the extensor carpi ulnaris (ECU) tendon and its investments in the athlete. Hand Clin, 2012,28(3):345–356.

[7] MacLennan AJ, Nemechek NM, Waitayawinyu T,et al. Diagnosis and anatomic reconstruction of extensor carpiulnaris subluxation. J Hand Surg, 2008,33(1):59–64.

[8] Jeantroux J, Becce F, Guerini H,et al. Athletic injuries of the extensor carpi ulnaris sheath:MRI findings and utility of gadolinium-enhanced fatsaturated T1-weighted sequences with wrist pronation and supination. Eur Radiol,2011,21:160–166.

[9] Inoue G, Tamura Y. Surgical treatment for recurrent dislocation of the extensor carpi ulnaris tendon. J Hand Surg Br, 2001,26(6):556–559.

[10] Burkhardt SS, Wood MB, Linscheid RL. Post-traumatic recurrent subluxation of the extensor carpi ulnaris tendon. J Hand Surg,1982,7:1–3.

[11] Eckhardt WA, Palmer AK. Recurrent dislocation of extensor carpi ulnaris tendon. J Hand Surg Am,1981,6(6):629–631.

[12] Rayan GM. Recurrent dislocation of the extensor carpi ulnaris tendon in athletes. Am J Sports Med,1983,11(3):183–184.

[13] Rowland SA. Acute traumatic subluxation of the extensor carpi ulnaris tendon at the wrist. J Hand Surg,1986,11(6):809–811.

[14] Vulpius J. Habitual dislocation of the extensor carpi ulnaris tendon. Acta Orthop Scand,1964,34:105–108.

第 14 章

前臂慢性劳累性骨筋膜室综合征

John W. K. Harrison

学习关注点

- 临床诊断。
- 休息可以暂时缓解症状。
- 如果诊断有疑问，则应监测间室内的压力。
- 应手术治疗。
- 术后康复快。

引 言

骨筋膜室综合征专指随着非扩张性肌肉室内（non-expansile muscle compartment）的压力增加，间室内的组织血液灌注减少，而引起的症状和体征。该综合征可以与创伤有关的骨科急症，也可能仅有反复发作的一过性症状。

急性骨筋膜室综合征（Acute compartment syndrome，ACS）通常与创伤有关，是一种外科急症。ACS 会导致肢体和功能障碍等严重症状，急诊处置，将引起组织坏死和肌肉纤维化，从而导

J. W. K. Harrison (✉)
Gateshead NHS Foundation Trust, Gateshead, UK
e-mail: John.harrison10@nhs.net

© Springer Nature Switzerland AG 2019
M. Hayton et al. (eds.), *Sports Injuries of the Hand and Wrist*,
In Clinical Practice,
https://doi.org/10.1007/978-3-030-02134-4_14

致永久性残疾和畸形。救治方法是急诊（小于 6h ）切开减压患肢的骨筋膜间室。

慢性劳累性骨筋膜室综合征（Chronic ExertionalCompartment Syndrome，CECS）会引起短暂性的疼痛、感觉异常和乏力等症状，并与反复剧烈的运动和过度使用有关。休息后症状可完全缓解。慢性劳累性骨筋膜室综合征（CECS）的概念最早出现于 1956 年，常见于下肢 [1]。下肢的 CECS 常见于长跑运动员、足球选手、军事人员等，典型症状是小腿前方疼痛 [2-4]，但病因未明。

前臂 CECS 虽然不太常见，但也逐渐被人们所熟知。前臂 CECS 的概念最早于 1983 年提出 [5]。患者通常参与高强度运动，反复的用力握持动作使前臂和腕部肌肉反复等长收缩，负荷加重。据文献报道，上述发病机制最常见于竞争性摩托车赛，该领域中这种发病机制被称为"臂泵（arm pump）"效应 [6,7]。据报道，该综合征也可见于其他运动，例如划船 [8]、举重训练 [9]、攀岩 [10]、皮划艇、游泳 [11]、体操、轮椅运动、滑水和非体育运动（例如，如木工）等 [12]。

病因学

慢性劳累性骨筋膜室综合征（CECS）是非弹性纤维组织包鞘内，肌肉肿胀后压力增加，导致组织灌注减少和功能受损的一种功能性病变。前臂被深筋膜分为 4 个部分（图 14.1），浅（Ⅰ）和深（Ⅱ）屈肌间室以及外侧（Ⅲ）和背（Ⅳ）伸肌间室。桡神经支配外侧伸肌间室（Ⅲ），骨间后神经支配主伸肌间室（Ⅳ）。屈肌筋膜室由正中神经和尺神经支配，两神经分别位于指浅屈肌（FDS）和指深屈肌（FDP）之间的深筋膜上。浅屈肌间室（Ⅰ）的神经内平面位于指浅屈肌（FDS）（正中神经）和尺侧腕屈肌

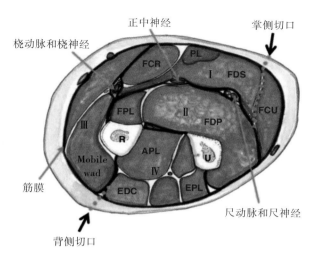

图 14.1　前臂中部的横截面。FCR：桡侧腕屈肌；PL：掌长肌；FDS：尺侧腕屈肌；FPL：拇长屈肌；FDP：指深屈肌；APL：拇长展肌；EDC：指伸肌；EPL：拇长伸肌；R：桡骨；U：尺骨（译者注：此处 Mobile wad 为运动肌群）

（FCU）（尺神经）之间。

病理生理学

　　慢性劳累性骨筋膜室综合征（CECS）的病理生理学尚不明确。人们根据对急性骨筋膜室综合征的理解，推测 CECS 的早期改变是间室内液体积聚而引起的。在运动过程中，肌肉可能会膨胀 20%。前臂肌肉位于由无弹性的骨筋膜组成的间室内，肌肉膨胀会导致间室内压力增加。如果间室内压力高于毛细血管灌注压，则会导致组织氧合减少和废物堆积，并导致肌肉疼痛和功能障碍的症状。然而，磁共振研究表明，并没有发生明显的组织缺血 [13]。

　　在急性室骨筋膜室综合征中，液体膨胀分布在整个骨筋膜室内，因此救治时需要减压整个骨筋膜室。CECS 中唯一膨胀的部分是肌腹，其位于前臂近端的 2/3。因此，在治疗慢性劳累性骨筋膜室综合征（CECS）时，可能只需要将前臂近端 2/3 的筋膜切开，直至肌 - 腱交界水平[8]。相较于伸肌间室，CECS 似乎更容易累及屈肌间室，这可能是由于屈肌间隔的肌肉体积较大所致。然而，这两个隔室均可能受累，并且有文献报道存在伸肌隔室单独受累的情况。

诊　断

前臂的慢性劳累性骨筋膜室综合征（CECS）是一种临床诊断。病史包括前臂疼痛、握力下降和活动引起的手部感觉改变。患者常主诉前臂变得"紧或硬"并且手部失去部分功能。症状是一过性的，通常在活动停止后几分钟内完全消失。如果上述这些症状持续存在，例如运动员出现症状后坚持比赛，那么患者常主诉臂深处的疼痛可持续到第二天。CECS 需要与腱鞘炎及周围神经卡压相鉴别。临床查体常常无阳性体征。神经传导测定和磁共振成像（MRI）经常被用来排除其他情况。为了确诊，可进行间室内压力监测。如果有明确的运动诱发症的病史且休息后症状缓解，且临床查体正常，则无须进行有创性检查[11]。

如果出现以下任何一种情况，则认为 CECS 压力测试为阳性：静息压（P）>15mmHg，运动后 1min P>30mmHg 或运动后 5min P>20mmHg[13]。最近，有的学者还提出，在运动时 P>30mmHg[14]，或无论基线水平如何在运动时压力增加 >10mmHg，均视为阳性[15]。

动态间室内压力监测可在局部麻醉下进行，可以测量浅屈肌间室和两个伸肌间室内的压力，但因为有神经血管损伤的危险，无法在深屈肌间室内进行测量。可以使用特制的压力传感器针头（图 14.2），但需要反复引入，以便在运动前后进行连续测量。

有的学者更喜欢应用放置套管的技术进行持续的压力监测。大口径（18G）Venflon 留置针的尖端刺入所需测压的肌肉间室中，并将 Venflon 留置针贴在皮肤上。将 Venflon 留置针与麻醉机上的动脉压力传感器相连，以提供完整的压力变化轨迹。应注意，压力传感器必须与针尖在同一高度水平，否则读数会有误差。在休息时和患者运动（一般使用简单的握力器）后出现症状时测量间室内压力。在症状出现后 1min 和 5min 各进行一次读数。

治　疗

治疗包括避免急加速活动，但职业运动几乎无可避免地要开展各种急加速运动。在转诊给外科医生之前，通常已经尝试过包括深按摩和伸展在内的物理疗法。治疗金标准仍然是四间室筋膜切开术（four-compartment fasciotomy），80%~90% 的患者疗效良好[16]。筋膜切除术需要更长的恢复期，并且没有显示出比简单筋膜切开术（simple fasciotomy）更好的疗效[7]。简单筋膜切开术并发症的发生率很低，例如血肿、神经血管损伤、肌疝和持续或复发性症状。

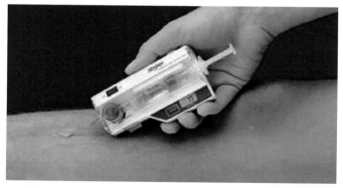

图 14.2　史塞克骨筋膜室压力监测器（史塞克公司）

　　在急性骨筋膜室综合征中，由于肢体经常肿胀导致皮肤紧绷，应行骨筋膜室全长切开减压术（图 14.3）。

　　在慢性劳累性骨筋膜室综合征（CECS）的治疗中，更常使用较小的皮肤切口 [8]（图 14.4）。有研究表明，切开减压术中残留皮肤"桥"引起的间室内压力比间室全长切开后间室内压力更高，但在 CECS 病例中这似乎与临床效果无关 [17]。

　　目前已提出许多种手术入路，以便充分减压受累的骨筋膜室。对于屈肌筋膜室来说，常做沿着尺侧腕屈肌（FCU）（尺神经）和指浅屈肌（FDS）（正中神经）之间神经界面的手术入路，松解浅筋膜室的浅层筋膜和肱二头肌腱膜，还可以进一步深入深屈肌间室 [18]。在外伤病例中，Henry 入路是前臂掌侧最常见的入路，因为其可以安全地显露桡骨并进行骨折固定。然而，值得注意的是，Henry 入路需要将旋前圆肌腱从桡骨上剥离，以充分减压深屈肌间室；在 CECS 中，可能导致恢复延迟，甚至可能导致功能丧失。

　　微创（Minimally invasive）技术具有效果良好且能早期恢复

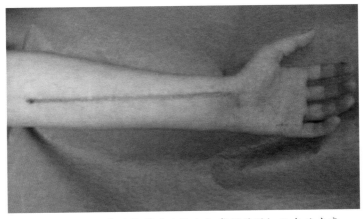

图 14.3　小儿急性骨筋膜室综合征掌侧筋膜切开术后瘢痕

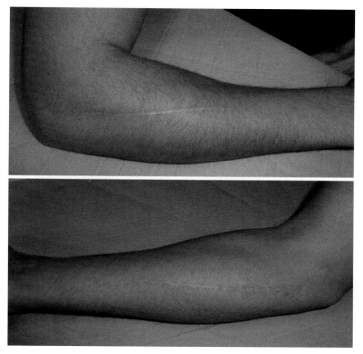

图 14.4　小切口筋膜切开治疗 CECS

功能的特点 [19]。内镜下可以用特制刀具减压伸肌间室和浅屈肌间室，标准手术刀用于松解深屈肌间室，也可以做数个 2cm 的减压小切口，且无并发症发生。近期开展的内镜技术可以有效减少瘢痕和更快地恢复功能 [11,20]。目前已有关于使用内镜技术进行屈肌和伸肌间间室的减压的报道。值得注意的是，微创技术无法开展深屈肌间室的减压手术。有研究表明，仅切开浅屈肌间室浅层筋膜就能充分减压浅、深筋膜间室 [21]。

　　只要皮肤切口愈合 2~3 周后可恢复训练，下文会给出了推荐的康复时间表（表 14.1）。研究表明，在术后 6 周即可恢复全面训练和比赛。

表 14.1　前臂筋膜切开术 – 康复指南

天数	活动
0~14d	手臂悬吊休息
	非常温和的手、腕和肘运动度锻炼，每天 4 次
	避免抓握 – 可以做温和的日常活动，例如：握勺子或杯子
	术后第 7 天敷料减压
	仅保留皮肤敷贴
	前臂不开展有氧运动
14~28d	术后 14d 去除皮肤敷贴
	开始物理治疗，减少瘢痕挛缩和恢复手臂的活动度
	开始通过静态自行车（static bike）和跑步的方式进行有氧训练
	开始锻炼手臂：健身房或划船机
28~41d	目标是恢复全面体育训练
	逐渐增加运动量和运动强度

总　结

　　慢性劳累性骨筋膜室综合征（CECS）是一种常见的致残性疾病，影响运动员进行前臂肌肉重复收缩活动。一过性的症状通常会随着一段时间的休息而消失，但更为持久的症状往往需要手术减压，这在大多数情况下是成功的。诊断通常是要根据病史确定，但间室内压力测量可能有助于诊断原因不明的病例。

问题与答案

　　1. 一个健身者晚上醒来时，发现他的小指麻木。他正在试图举起重物时发现握力减弱。你会怎么处理这个患者？

答：这很可能是周围神经的问题。应询问患者的完整病史，询问任何诱发因素，包括运动时的麻木感、肘部的创伤（常见的尺神经受压部位），以及他是否患有糖尿病。检查其肘部是否有固定的屈曲畸形，肘管 Tinel 征是否阳性，手部肌肉是否萎缩，尺神经支配区是否麻木。最后，通过神经传导检查来确定诊断。

2. 一位职业摩托车手已经签约一支使用 1000cc（1cc=1mL）摩托车的车队。患者注意到自己在下半场比赛中很难控制摩托车。临床查体正常。接下来你应做什么？

答：随着摩托车发动机排量的增大，抓握车把时前臂的负荷也显著增加。应详细询问他出现症状的时间、双臂是否同时受累、是否有手指麻木、是否有前臂肌肉交锁感。除比赛外，其他时间是否有症状，屈肌和伸肌间室是否都受到影响。应考虑各种可能由运动诱发骨筋膜室症状的诊断，鼓励患者尝试各种治疗方法，如骑行时的放松技术，以及按摩和伸展运动等理疗方法。如果患者症状持续存在，就很可能需要手术治疗。

参考文献

[1] Mavor GE. The anterior tibial syndrome. JBJS,1956,38–B:513–517.

[2] Detmer DE, Sharpe K, Sufit RL, et al. Chronic compartment syndrome: diagnosis, management, and outcomes. Am J Sports Med,1985,13(3):162–170.

[3] Pedowitz RA, Hargens AR, Mubarak SJ,et al. Modified criteria for the objective diagnosis of chronic compartment syndrome of the leg. Am J Sports Med,1990,18(1):35–40.

[4] Rorabeck CH, Macnab I. The pathophysiology of the anterior tibial compartmental syndrome. Clin Orthop Relat Res, 1975,113:52–57.

[5] Rydholm U, Werner CO, Ohlin P. Intracompartmental forearm pressure during rest and exercise. Clin Orthop Relat Res, 1983,(175):213–215.

[6] Allen MJ, Barnes MR. Chronic compartment syndrome of the flexor muscles

in the forearm: a case report. J Hand Surg Br, 1989,14(1):47–48.

[7] Winkes MB, Luiten EJ, van Zoest WJ, et al. Long-term results of surgical decompression of chronic exertional compartment syndrome of the forearm in motocross racers. Am J Sports Med,2012,40(2):452–458.

[8] Harrison JW, Thomas P, Aster A, et al. Chronic exertional compartment syndrome of the forearm in elite rowers: a technique for miniopen fasciotomy and a report of six cases. Hand (N Y),2013,8(4):450–453.

[9] Willick SE, Deluigi AJ, Taskaynatan M, et al. Bilateral chronic exertional compartment syndrome of the forearm: a case report and review of the literature. Curr Sports Med Rep,2013,12(3):170–174.

[10] Zandi H, Bell S. Results of compartment decompression in chronic forearm compartment syndrome: six case presentations. Br J Sports Med,2005, 39(9):e35.

[11] Seiler JG 3rd, Hammond KE, Payne SH, et al. Bilateral exertional compartment syndrome of the forearm: evaluation and endoscopic treatment in an elite swimmer. J Surg Orthop Adv, 2011,20(2):126–131.

[12] Söderberg TA. Bilateral chronic compartment syndrome in the forearm and the hand. J Bone Joint Surg Br,1996,78(5):780–782.

[13] Amendola A, Rorabeck CH, Vellett D, et al. The use of magnetic resonance imaging in exertional compartment syndromes. Am J Sports Med,1990, 18(1):29–34.

[14] Brown JS, Wheeler PC, Boyd KT, et al. Chronic exertional compartment syndrome of the forearm: a case series of 12 patients treated with fasciotomy. J Hand Surg Eur Vol, 2011,36(5):413–419.

[15] Hutchinson M. Chronic exertional compartment syndrome head to head. Br J Sports Med,2011,45:954–955.

[16] Jans C, Peersman G, Peersman B, et al. Endoscopic decompression for chronic compartment syndrome of the forearm in motocross racers. Knee Surg Sports Traumatol Arthrosc,2014.

[17] Havig MT, Leversedge FJ, Seiler JG. Forearm compartment pressures: an in vitro analysis of open and endoscopic assisted fasciotomy. J Hand Surg Am,1999,24(6):1289–1297.

[18] Ronel DN, Mtui E, Nolan WB. Forearm compartment syndrome: anatomical analysis of surgical approaches to the deep space. Plast Reconstr Surg,2004, 114(3):697–705.

[19] Croutzet P, Chassat R, Masmejean EH. Mini-invasive surgery for chronic exertional compartment syndrome of the forearm: a new technique. Tech Hand Up Extrem Surg,2009,13(3):137–140.

[20] Pozzi A, Pivato G, Kask K, et al. Single portal endoscopic treatment for chronic exertional compartment syndrome of the forearm. Tech Hand Up Extrem Surg,2014,18(3):153–156.

[21] Chan PS, Steinberg DR, Pepe MD, et al. The significance of the three volar spaces in forearm compartmentsyndrome: a clinical and cadaveric correlation. J Hand Surg Am,1998,23(6):1077–1081.